姿势·动作·步态
分析

PT·OT ビジュアルテキスト
姿勢·動作·歩行分析

日本临床步态分析学会（臨床步行分析研究会） **审核**

〔日〕畠中泰彦 **主编**
日本铃鹿医疗科学大学保健卫生学部物理治疗学系

席家宁 马玉宝 **主译**

U0241221

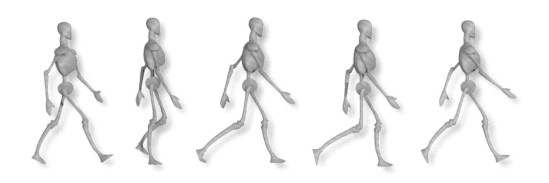

北京科学技术出版社

畠中泰彦

日本铃鹿医疗科学大学保健卫生学部物理治疗学教授，1985 年毕业于京都大学医学技术专科学校；2008 年毕业于立命馆大学科学与工程研究生院，获得博士学位（指导老师为川村贞夫教授）。在京都府立医科大学附属医院和吉备国际大学工作之后，2003 年担任铃鹿医科大学保健卫生学部物理治疗学助理教授，2006 年担任副教授，2009 年担任现职。研究方向为"运动疗法、运动力学研究，机器人康复训练的研究与开发"，著有《临床実習のための步行分析トレーニングブック》《临床步行计测入門》。

「PT·OT ビジュアルテキスト 姿勢·動作·步行分析」

臨床步行分析研究会／監，畠中泰彦／編

Copyright © 2015 by YODOSHA, CO., LTD.

All rights reserved.

Original Japanese edition published in 2015 by YODOSHA,CO.,LTD.

著作权合同登记号　图字：01-2020-6670 号

图书在版编目（CIP）数据

姿势·动作·步态分析／（日）畠中泰彦主编；席家宁，马玉宝主译 . —北京：北京科学技术出版社，2021.3（2023.8 重印）

ISBN 978-7-5714-1217-3

Ⅰ.①姿… Ⅱ.①畠…②席…③马… Ⅲ.①常见病—物理疗法 Ⅳ.① R454

中国版本图书馆 CIP 数据核字（2020）第 222661 号

责任编辑：张真真
责任校对：贾　荣
责任印制：吕　越
装帧设计：创世禧图文
出 版 人：曾庆宇
出版发行：北京科学技术出版社
社　　址：北京西直门南大街 16 号
邮政编码：100035
电　　话：0086-10-66135495（总编室）　0086-10-66113227（发行部）
网　　址：www.bkydw.cn
印　　刷：北京捷迅佳彩印刷有限公司
开　　本：787mm×1092mm　1/16
字　　数：260 千字
印　　张：15.75
版　　次：2021 年 3 月第 1 版
印　　次：2023 年 8 月第 3 次印刷
ISBN 978-7-5714-1217-3
定　　价：168.00 元

编译者名单

■ **主编**

畠中泰彦　　　日本铃鹿医疗科学大学保健卫生学部物理治疗学系

■ **编者**

畠中泰彦　　　日本铃鹿医疗科学大学保健卫生学部物理治疗学系

工藤慎太郎　　日本森之宫医疗大学保健医疗学部物理治疗学系

久保秀一　　　日本京都府立医科大学附属医院康复科

中俣孝昭　　　日本铃鹿医疗科学大学保健卫生学部物理治疗学系

伊藤和宽　　　日本医疗法人恒仁会近江温泉医院综合康复中心

前川辽太　　　日本医疗法人恒仁会近江温泉医院综合康复中心

■ **主译**

席家宁　　　　首都医科大学附属北京康复医院

马玉宝　　　　首都医科大学附属北京康复医院

■ **副主译**

刘　畅　　　　首都医科大学附属北京康复医院

梁弘扬　　　　首都医科大学附属北京康复医院

■ **译者**（以姓氏笔画为序）

马玉宝　　　　首都医科大学附属北京康复医院

叶　淼　　　　中国康复研究中心

刘　畅　　　　首都医科大学附属北京康复医院

刘兴凯　　　　日本国际医疗福祉大学

范博文　　　　名古屋大学

赵茹莲　　　　首都医科大学附属北京康复医院

席家宁　　　　首都医科大学附属北京康复医院

崔　旻　　　　桂林医学院附属医院

梁弘扬　　　　首都医科大学附属北京康复医院

■ **翻译秘书**

张得雨　　　　首都医科大学附属北京康复医院

高维广　　　　沈阳体育学院

前　言

本书是为以成为物理治疗师为目标的学生和认为"动作分析很难"的年轻物理治疗师而写。在医院实习时，我曾经观察过很多病例，并交了很多报告，但是这些报告我都不满意，更没有从实习指导老师那里拿过合格分。为了自我警醒，我把这些报告保存在书库的一角，因为它们实在难以阅读，以至于我时常对指导老师们感到抱歉。当我自己担任实习指导老师时，我的感觉是，不同的学校在培养学生的技能上存在着很大的差距。有的学校的实习生会很快掌握动作分析的要领，有的学校的实习生则进展较慢。因此，我也慢慢发现在去医院实习之前，学生们是可以在学校学习动作分析方法的。

在大学里，学习动作分析时，往往面对与自己之前确认的东西相反的事实。每当被实习指导老师指出"动作分析，做不到吗""只写了3行步态分析"时，我就会觉得受到了批评。对于初学者来说，仅通过动作分析相关的一系列工作，对提高临床实际业务水平效果不明显。但是，解决临床上的问题，动作分析是最好的方法之一，对于直接接受治疗的患者来说，这个方法很可贵、有效，所以，请读者们好好学习。在本书中，临床经验丰富的物理治疗师对动作观察、分析的过程进行了详细的解说。另外，此书还包含了正常、异常动作的高精细的3DCG视频。不要只看一次就结束，如果反复观看并加以训练，动作观察、分析的技能肯定会提高，请大家灵活掌握。

由于综合知识和能力的限制，初学者认为"动作分析很难"非常正常。动作分析并不是一种单纯的检查方法，它作为空洞的技术理论，有关的系统性教育不可缺少，而且越早开始学习越好。

临床上，动作分析过程是"观察"→"记述"→"分析"→"记述"→"治疗计划"→"介入"，鉴于此，对于"不知道从哪里学习比较好"的读者，建议先学习第1章正常动作的观察步骤，之后学习第2章异常动作的观察步骤。我们经常被指导要"把握整体情况"，但是把握整体情况是在把握各部分正常情况、异常情况的基础上，再提取重点。另外，把握整体情况也需要综合考虑患者功能障碍的严重程度、各种检查结果等。

对于"不知道分析什么"的读者来说，需要解决 2 个问题：一是理解正常动作的机制；二是理解异常动作、代偿动作的机制、变化。针对第 1 个问题，希望读者通过学习第 1 章的内容理解正常动作的机制，能够想象正常动作和异常动作的差异，特别是由于相同的动作个体差异很大，动作模式本身的差异也需要理解。针对第 2 个问题，请读者在第 2 章中学习异常动作的机制。对机制的理解是治疗计划的开始，积累案例研究才能提高物理治疗师自身的技能，也是开发新康复方法的入口。关于案例研究，第 3 章进行了详细解说。

对于初学者来说，有关动作分析的一系列工作非常复杂。而动作分析只是评估患者功能的一部分，虽然必不可少，但是花费特别多的时间不是很现实。专家如何在短时间内进行动作分析呢？与初学者最大的不同是专家对正常机制和异常机制的理解。有了这些知识，治疗师可以缩小关注的范围，也可以自然地理解应该注意的顺序。

我经常听到"动作分析的目标不是动作正常"这样的观点。那么，动作分析究竟是以什么为目标呢？在"一切皆有可能"中，我们确实已经看到大量患者无法应对再受伤和能力低下的情况，但我们可以在不忽略患者的定量变化（肌力、频率、时间等）和质量变化（疼痛、肌紧张等）的基础上，探寻患者潜在的康复能力，尽可能恢复功能，这不仅是动作分析的目标，也是康复的目标。

畠中泰彦

本书的使用方法

■ 本书通过观察正常步态、异常步态的视频，对步态进行解说、分析。

■ 视频在各章节中可以扫码观看。

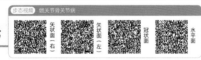

2 步态的观察、分析和讨论

1 步态 观察

在首次触地中，迈步侧骨盆下降，髋关节屈曲、内收、内旋增加。在承重反应期，骨盆下降进一步增加，躯干向支撑侧侧倾。支撑相髋关节伸展较少，摆动相前期骨盆的左旋运动较大，髋关节外旋运动不足（图3-1-13）。骨盆经常处于前倾位，旋转和侧倾的运动范围变大（图3-1-14）。

2 步态 分析（图3-1-15）

本病例患者的步态特征有髋关节的活动性降低，骨盆的运动变大。在承重反应期，髋关节的屈曲变大，但髋关节的伸展力矩小。此时，膝关节伸展力矩和踝关节背伸力矩充分显现。也就是说，通过使骨盆前倾，身体重心前移，减少髋关节外部屈曲力矩，从而出现了髋关节内部伸展力矩。另外，在支撑相后期，髋关节屈曲力矩较少，但出现了膝关节伸展力矩、踝关节跖屈力矩。通过减小支撑相后期的髋关

■ 视频是从机体动作、姿势的矢状面、冠状面、水平面来拍摄并进行讲解。推荐大家使用电脑扩大画面来观察。初学者或者观察不清楚的时候，请大家放缓播放速度再观察练习。

目 录
contents

第3章　案例研究

第 1 章

正常动作的检查要点

　　本章节中，我们将介绍正常动作的观察要点和检查及记述方法。实际工作当中我们不须完成本书中提出的所有观察、检查和记述工作。本书会从最简单的方法开始由浅入深依次进行解说，对所有检查方法都熟记于心的读者，可按个人习惯从中间的检查方法开始进行。但如果你不太清楚检查的要点，或者在检查过程中经常遗忘正常姿势的摆位，强烈建议从最简单的检查方法开始进行练习。

1 观察、记述和分析的一般原则和顺序

　　观察、记述和分析的一般原则和顺序如图 1-1-1 所示，下文将按该顺序解说。

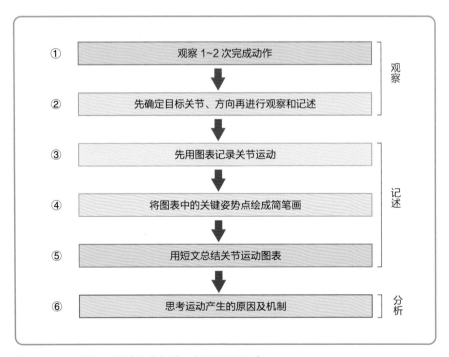

图 1-1-1　观察、记述和分析的一般原则和顺序

1.1 观察

观察 1~2 次完成动作。 反复进行相同的检查动作会导致观察结果的改变（产生适应、疲劳等影响）。

先确定目标关节、方向再进行观察和记述。 例如，步行的运动方向为向前，矢状面的运动范围较广。因此观察步行中足跟运动时，从侧面将视线放到踝关节水平进行观察才能得到准确的结果。但从 1.5~1.6m 以上高度进行观察时，无法准确观察到受试者的踝关节背伸的具体角度。

1.2 记述

先用图表记录关节运动。 即便是熟练的技术人员，在观察的同时直接记述也是非常困难的。一般情况下，我们会在观察结束后进行回忆性记述。初学者们偶尔会将客观记忆和主观想象混在一起记述。此外，文字表达能力欠佳的学生，还会出现无法将观察内容进行准确记述的情况。记述步行过程中膝关节屈曲角度时应进行如下描述："首次触地时为 0°，承重反应期轻度屈曲，后至支撑相末期几乎完全伸展，摆动相前期到摆动相初期屈曲约 60°，至下一次触地时逐渐伸展。"将此句用图表进行记录如图 1-1-2 所示。在观察的同时先简单地绘制图表，时间和角度可稍后进行

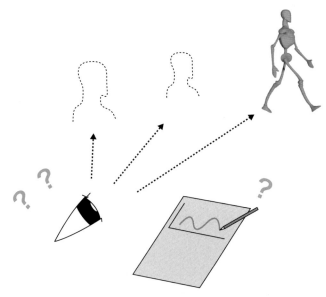

图 1-1-2 动作的观察和记述需要在短时间内完成
为防止主观想象混入记述中，应边观察边用图表记录关节运动

校正。经常用图表记录正常的关节运动，会帮助初学者很轻松地发现关节运动中的异常情况。

将图表中的关键姿势点绘成简笔画（图 1-1-3）。例如，站起动作的关键姿势点是开始时（坐位）、提臀时和结束时（站立位）。我们常常将运动方向的改变或关节的最大屈曲、伸展姿势定为关键姿势点（详见下文）。边回忆患者的动作边进行模仿，同时绘制简笔画是提高我们观察技术的关键。通过绘制简笔画可以纠正文字图表中的错误。同时，通过模仿患者的运动，还可以捕捉无法直接看到的诸如肌肉活动和重心移动等方面的问题。

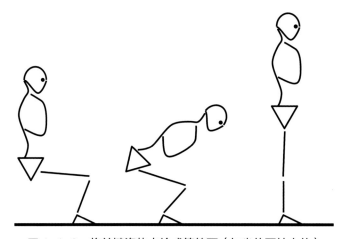

图 1-1-3　**将关键姿势点绘成简笔画（如坐位至站立位）**

用短文总结关节运动图表。能跳过图表绘制直接进行记述说明已熟练掌握了观察方法。这里有一些技巧，可帮助初学者突破"记述能力"的瓶颈。

（1）活用两种记述方式。一种是记述关节运动的方法，另一种是记述动作周期或关键姿势点的方法。两种方法各有所长，在学习过程中的病例报告，似乎更倾向于使用后一种记述方法。"运动"是连续性动作，但关键姿势点记述方法很难对动作的连续性及速度进行描述。所以对于初学者来说，第一种记述方法更容易掌握。

（2）专注于简单的表达方式。如"A 变成 B，C 导致 D，所以 A 受 D 的影响……"这种记述方式使读者们难以理解该文的重点内容。所以，尽量将想说的内容精简至 2 行以内，并先写出想要表达的重点，即"先说主题，其次是解释"。

（3）只写你看到的和观察到的。自己的想法和推测放在分析部分中进行记录。有人会提出"重心如何处理"这个问题。躯干约占人体重量的一半，在站立位和步行时几乎始终处于直立位。所以，位于骨盆内的人体重心点，一般被当作"可见的"部位进行记述。

1.3 分析

思考运动产生的原因及机制。 可简单理解为"运动产生的原因 = 肌肉"，因此，了解每个关节的运动方向以及相对应的肌肉功能至关重要。考虑到人体运动的复杂性，我们将机制分为 5 个级别进行解释。

级别 1：内力和外力的平衡

运动中身体所受到的外力有 3 种，分别为**重力、地面反作用力与惯性力**。

地面反作用力

地面反作用力是身体压在地板或地面上的压力（作用）所产生的反作用力。比如静止的物体，其重量会垂直向下作用于地面，地面反作用力也以相同强度将物体推向上方（图 1-1-4）。地面反作用力具有方向性和大小，故为矢量。想要精确测量地面反作用力需要专业的测量系统。但通过理解下文描述的一般原则，可利用施加到身体上的各种力进行粗略分析，从而得出地面反作用力的情况。

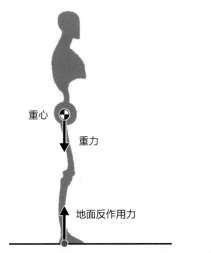

重心

重力

地面反作用力

地面反作用力的作用点（压力中心）

图 1-1-4　重力、重心、地面反作用力及其作用点（压力中心）

为更好理解"地面反作用力的大小＝多少压力施加于地面",请想象一下跳跃动作。什么时候地面所受到的压力会达到最大?大部分读者不难想到,是将髋和膝关节最大限度地屈曲,身体重心降至最低位后即将抬起身体的那一刻。此时的地面反作用力大小是抬起身体向下使出的推力(内力)与身体重力之和。相比于跳跃动作仅有垂直方向的运动,日常生活中的步行等各种起居动作,前、后、左、右各个方向均可能产生力。如同前文计算,此时地面反作用力的大小等于各种方向力的矢量和。地面反作用力的方向则从压力中心(Center of Pressure,COP,地面反作用力的作用点)指向身体的重心。可简单理解为,关节力矩等于地面反作用力乘以从作用线到关节轴线的距离(机械杠杆的长度),此为外力的力矩。

将外力的力矩定义为关节力矩,还是将与之对抗的内力的力矩视为关节力矩尚无明确定论。后文描述的肌肉活动与内力关系更为密切,因此本文将内力的力矩定义为关节力矩。但目前仍有不少论文和文章将外力的力矩定义为关节力矩(图 1-1-5)。

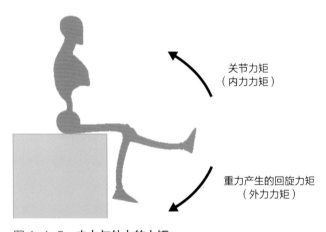

关节力矩
(内力力矩)

重力产生的回旋力矩
(外力力矩)

图 1-1-5　内力与外力的力矩
本书将内力的力矩定义为关节力矩

惯性力

惯性力是使物体保持原有运动状态的假想力,会根据物体的移动速度而变化。在日常活动等相对缓慢的运动中,该力远远小于重力和地面反作用力。在本章节中为了使读者便于理解,我们将忽略惯性力对身体运动的影响,着重讨论身体内部为移动躯体所产生的内力。需要注意的是,在诸如竞速运动之类的快速运动当中,惯性力对身体产生的影响相对较大,所以不可忽略。

内力

内力包含：①肌肉收缩所产生的力（**肌张力**）；②筋膜或肌腱伸展时的类似橡胶或弹簧所产生的阻力（**肌弹力**，它与伸展的长度成比例，影响肌弹力发挥的因素被称为弹性因素）；③肌肉本身被压缩时会产生减震器一样的阻力（**肌阻力**，与压缩速度成正比）。在生理学上，这三种内力通常用弹簧和减震器模型来表示。

应注意的是，人在实际运动时，有多个关节会同时参与运动，**所以关节力矩等于肌张力力矩的情况较少**，在讲解级别 2 或更高级别内容时会对此进行详细说明。这对于级别 1 来说有点深奥，我们首先希望读者能从力的平衡中推测出肌肉的运动。

级别 2：运动方向与肌肉的动态收缩

稍微拓展思路，以站起和下蹲为例，让我们重点关注一下肌肉的运动方向和动态收缩（图 1-1-6）。图 1-1-6A 所示站起过程中，膝关节伸展力矩主要是由股四头肌的肌张力产生的。伴随膝关节的伸展，身体重心也会随之上升。关节伸展时伸肌发挥伸展力矩作用，表示伸肌在进行缩短收缩（向心性收缩）。图 1-1-6B 所示下蹲过程中，伸展力矩也会作用在膝关节上，但身体重心会随着膝关节的屈曲而下降。关节在屈曲时伸肌发挥伸展力矩作用，表示伸肌在进行拉长收缩（离心性收缩）。拉长收缩时肌肉产生的力为前文所述的肌弹力。假设图 1-1-6A 和 1-1-6B 中的膝关节力矩的大小相同，但由于后者具有肌弹力作用，下蹲运动时所需股四头肌肌张力更小。这意味着可以更轻松地完成运动。在日常生活中经常存在这类情况。

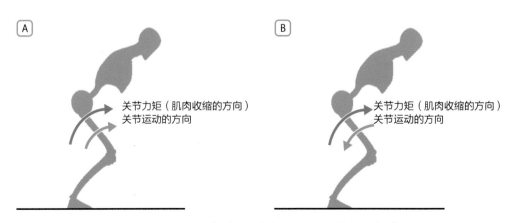

图 1-1-6　站起动作中的膝关节力矩（A），下蹲动作中的膝关节力矩（B）

级别 3：关节运动和协同收缩

接下来，我们将对关节运动过程中拮抗肌产生的协同收缩进行阐述。级别 2 中的站起模型容易理解，因此我们将再次以它为示例。到级别 2 为止，我们学会用内力和外力的平衡来解释身体的运动，但无法对协同收缩进行解释。协同收缩的意义在于关节运动的控制。我们知道站起过程中股四头肌会进行收缩。但需要注意的是，身体重心在上升过程中，膝关节会边伸展边向后方进行移动。此过程不仅需要股四头肌的收缩，还需在跖屈踝关节中起作用的小腿三头肌（跖肌、腓肠肌、比目鱼肌）参与伸膝和小腿后倾的运动过程，这时仅小腿三头肌进行收缩会导致足跟抬离地面。为了防止这一情况的发生，胫骨前肌也会进行协同收缩，也就是说，膝关节的位置调节，需要其远端的踝背伸肌与踝跖屈肌同时收缩。同理，髋关节的位置调节则需要股四头肌及腘绳肌进行协同收缩。

拮抗肌的协同收缩还具有另一种功能，那就是提高关节的稳定性。工程学上有一种叫作"关节刚度"的概念，"刚度"即坚韧性，给人以一种不易改变状态或形状的印象。为了方便大家理解，我们将用大腿假肢的膝关节与大腿的摩擦举例说明。摩擦力较大的膝关节在摆动阶段小腿摆动幅度较小，但在站起阶段更加稳定。所以协同收缩不仅增加关节的稳定性，还会增加关节摩擦力（图 1-1-7）。

躯干拮抗肌的协同收缩与下肢肌肉的协同收缩稍有不同，可通过增加关节的稳定性使运动轴发生变化，最终改变运动方向。例如，胸锁乳突肌通过椎前肌群的协同收缩使颈部屈曲。竖脊肌通过腹直肌和腹斜肌的协同收缩来维持躯干直立。两者单独收缩时都具有改变脊柱弯曲度的功能（图 1-1-8）。

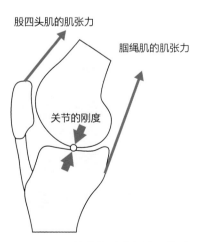

图 1-1-7　关节的刚度与协同收缩

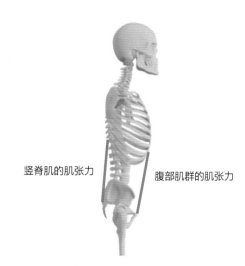

图 1-1-8　躯干拮抗肌的协同收缩

级别 4：代偿运动的机制

观察异常运动时，需要将注意力放到运动幅度大的部位和倾斜部位。但仅靠观察无法确定是否需要对这些部位进行治疗。人体运动模式在练习过程中不断进行优化，会尽量减少肌肉及关节多余的活动，用最小的能量消耗来完成目标动作。所以身体在关键姿势点时，地面反作用力作用点会尽量靠近关节轴，从而缩短关节力矩的杠杆长度，例如正常人在行走时躯干会始终保持直立。但有些人在承重反应期出现躯干前倾的姿势（图 1-1-9）。这种姿势的产生可能是包括骨盆在内的躯干缺乏伸展力量所导致，也可能是为了通过躯干前屈来代偿性减小膝关节力矩。实际异常运动中，一般会存在将代偿运动的原因和代偿运动本身混在一起的情况，所以这也是理解代偿运动机制的难点。

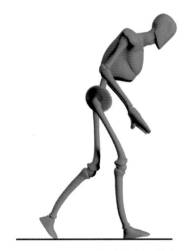

图 1-1-9　承重反应期躯干前倾

我们可以通过动作模型前后对比来有效地区别，异常运动的产生是因为肢体的功能障碍或其他部位的病变所诱发的代偿性结果。再次用承重反应期躯干前倾动作模型来分析，先假设是因为膝关节无法完全伸展导致躯干前屈代偿（图 1-1-10）。使用支具或绑带辅助膝关节伸展后，如果躯干前倾得到改善，我们可考虑异常姿势是膝关节功能不全的代偿所致。如果通过辅助使膝关节伸直，但躯干前倾姿势仍无法得到改善，我们就应考虑躯干前倾的异常姿势与膝关节功能代偿无关。

步态分析理论当中"车厢－火车头"理论最为常用。"车厢"里有乘客，"火车头"起牵引作用。一般来说，车厢是没有动力的，需要靠火车头拉动才能前进。在步行

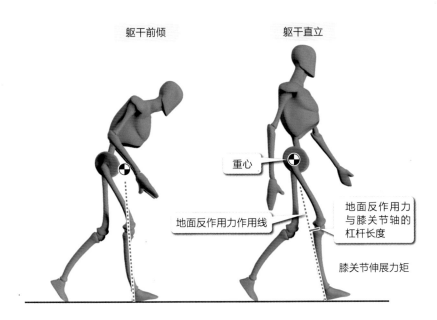

躯干前倾　　　　　躯干直立

重心

地面反作用力作用线

地面反作用力
与膝关节轴的
杠杆长度

膝关节伸展力矩

图 1-1-10　承重反应期躯干前倾与膝关节力矩的关系

中的人体中，我们可以将头部、上肢、躯干，以及包括骨盆在内的大部分身体当成"车厢"，把包括骨盆在内的下肢当成"火车头"。步行的动力一般是由下肢的"火车头"来产生，当"火车头"出现故障时，"车厢"会进行代偿性的功能补偿。虽然不太现实，但可以模拟成当"火车头"出现故障时，"车厢"中的乘客下车推动火车头来补偿动力。因人体的头部、颈部、躯干（"车厢"）占体重的 50%，当"车厢"中的乘客下车推"火车头"时，车辆（人体）的重心会发生变化。例如前文所述的躯干前倾姿势中膝关节屈曲被代偿时（图 1-1-10），躯干前倾使人体重心前移，地面反作用力与膝关节之间的轴距变短，导致较小的膝关节力矩也可以支撑人体、防止跌倒。

　　以上是对代偿运动的基本机制进行的简单说明。其实代偿运动还会以多种不同方式出现。例如，承重反应期过度的膝关节屈曲称为**打软腿**，主要为股四头肌肌力减弱所致。类似的还有承重反应期膝关节过度地伸展，称为**膝反张**，也主要是因为股四头肌肌力减弱。此外，髋关节骨关节病的患者典型的异常步态为杜兴步态（躯干向承重方向侧屈）和特伦德伦堡步态（骨盆向迈步侧倾斜，又称臀中肌步态），均是因支撑相中期髋关节外展力不足所致。代偿运动之所以存在多样性，其原因可能与患处的功能障碍程度不同有关。不难想象，打软腿或膝反张均会减小膝关节力矩。膝反张时，承重反应期的膝关节力矩会变为反向的屈曲力矩。类似地，在杜兴步态情况下，支撑相中期关节力矩变为内收力矩（图 1-1-11）。

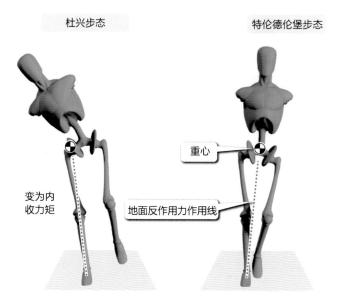

图 1-1-11　杜兴步态、特伦德伦堡步态中重心与髋关节力矩的关系

　　摆动相时，足下垂的代偿运动更为复杂。在脑卒中偏瘫患者中，主要的代偿方式有划圈步态、外展步态、对侧跳跃步态、对侧躯干侧屈（短腿步态）等。吉兰 -巴雷综合征和腓神经麻痹患者在摆动相也会存在足下垂症状。其中最常见的异常步态是跨阈步态，即摆动相髋关节过度的屈曲。对脑卒中和腓神经麻痹患者进行比较可发现，除了下肢的功能障碍，异常步态的形成还受很多因素的影响。跨阈步态一般出现在摆动相仅有足下垂时，而划圈步态等代偿运动一般更容易在伴有髋关节甚至膝关节的屈曲障碍，且缺乏足部对地面的距离感时出现。

级别 5：需要运动介入来验证分析结果

　　通过对异常运动模式产生的原因进行分析并设立假说。根据患者病情的复杂性，假说可能为一种或者是多种。当假说为多种时，我们应该对异常运动产生的因素进行排序，然后通过运动介入来证明哪种假说是正确的。假如步行分析结果为患者产生膝打软现象，可假设该患者可能有股四头肌的肌力减弱，并进行徒手肌力评定（Manual Muscle Test，MMT）以确定肌力。即便测得的结果为 3 级（有所减弱），也不能认为该假说是正确的。因为我们要以"去除原因就能改善结果"为证明假说的标准。当增加股四头肌肌力或者利用支具来辅助股四头肌功能后膝打软现象得到改善，才能证明此假说正确。

2 仰卧位，翻身

2.1 卧位姿势的观察要点

卧位姿势会因体重、体形和床面材质的不同而发生变化，所以建议在硬板床上统一进行观察。

1 矢状面

仰卧位时，整个身体的背面都会成为身体的支撑面。其主要承重点从头到足依次为枕骨、肩胛骨、髂骨和跟骨，而颈椎、腰椎和腘窝部则突向前方。局部肌张力过高时，可能导致承重点无法接触床面。在进行检查时，还可以通过触诊来确定脊柱和下肢的力线是否存在问题。

2 冠状面

从上方观察左右的对称性，头颈部、躯干有无侧屈和上、下肢的肢位摆放是否存在异常。不仅如此，还可观察肩胛骨的位置，骨盆、肩关节、髋关节的旋转和前臂的内、外旋等。正常人的肩胛骨处于中间位，具有上提、下降、外展及内收等功能。骨盆不该存在旋转移位，即左、右髂前上棘的高度应在同一水平线上。肩关节和髋关节的旋转，因两者分别具有后倾角与前倾角，肩关节应处于中间位或者内旋位，髋关节应处于外旋位。

3 水平面

在水平面需要对身体各部位的旋转状态进行观察，从斜前方俯瞰比从头顶上方更容易进行观察。可按冠状面的项目顺序实施观察。

2.2 翻身动作的观察要点

人体横断面是一个左右拉长的椭圆形，其长轴最长的部位为肱骨大转子所在平面。横断面的旋转主要以脊柱这一纵轴为中心完成。与断面为圆形的滚动旋转不同，从仰卧位到侧卧位的翻身过程具有许多动力学特点。

1 需要把身体的重心向上抬高

正常人的翻身和坐起动作模式存在多样性。运动可从头部、上肢、下肢等不同部位产生，但都具有同一种特性，即均为从远端产生的运动链。运动从远端开始后逐渐传至躯干（图1-1-12），这种运动模式称之为**节段运动**（或称分节运动）。脊柱的椎体由椎间盘和两侧的椎间关节相互连接，进行侧屈运动会诱发旋转，反之旋转运动也会导致侧屈，这一现象称为耦合运动。

翻身时需要把身体的重心向上抬高

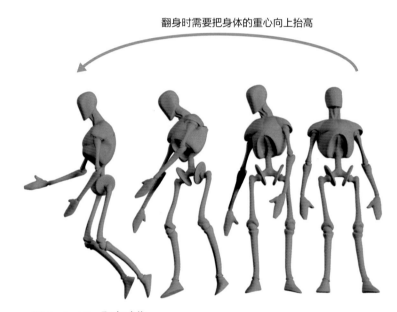

图1-1-12　**翻身动作**

2 因支撑面减小，需要通过上、下肢的肢位变化保持稳定

下方的肩胛骨会出现外展，肩关节和髋关节也发生外展、外旋。这一动作可增加身体与地面（支持面）的接触面积。上方的肩胛骨外展，肩关节和髋关节内收，可使上方肢体越过中心线。最重的躯干部分，也就是胸廓和骨盆，则利用上、下肢移动所产生连带运动（运动链）进行滚动。

2.3 翻身运动时的肌肉活动

虽然运动从远端开始发起，但为了使远端肢体抬离床面，需要躯干处的稳定性支持。所以肌肉活动需要按照由中心向外的方向产生。肌肉活动的调控表现在整个翻身过程的顺滑性和协调性上。拮抗肌也会参与调控整个翻身过程，特别是对躯干运动的调控。头部的抬起和旋转（仰卧位），不仅需要胸锁乳突肌和斜方肌的收缩，还同时需要椎前肌群的参与才能使这一动作顺利完成。胸廓和骨盆的连带运动，不仅需要腹内斜肌、腹外斜肌、腹横肌和人体前表肌群的作用，同时还要收缩横膈膜，才能使整个躯干更加稳定地完成旋转。

3 侧卧位，坐起

以下内容会对从侧卧位姿势到床边坐起这一过程进行说明。

3.1 侧卧位姿势的观察要点

侧卧位与仰卧位、俯卧位相比，支撑面明显更小。与视其为长时间保持稳定姿势相比，将其看作从仰卧位到坐位变换过程中的临时体位更为合适。人在睡眠时很少采取全身的侧卧位，而是以上半身取半仰卧位或半俯卧位，将双侧下肢前后分开扩大支撑面的情况居多。

3.2 坐起动作的观察要点

坐起动作模式因人而异，个体差异较大。可大致分为从仰卧位直接抬起上身坐起，从俯卧位双手支撑床面坐起，从侧卧位单手支撑床面坐起三种方式。本章节主要对从侧卧位到床边坐起这一连串的动作进行解说。为了能从床边坐起，首先要完成从床的中间将身体移动到床边的动作。

坐起动作的起始阶段，即侧卧位时，人体的支撑面为头部、躯干和大腿的侧面。坐起后的支撑面是坐骨结节为中心的臀部和大腿后部。坐起过程中须用单手支撑床面，所以腕部要承重，肩关节会出现屈曲、内旋伴前臂的旋前和躯干的整体侧屈旋转，此时支撑面会向前方移动。随后头部会抵抗重力屈曲上抬，伴随头部的抬高，下方的肩胛骨也会抬离床面。此时肘关节屈曲，支撑面进一步向腕部移动。之后肘关节抬离床面，腕关节背伸，肘关节逐渐伸直，最后将躯干直立于床面（图 1-1-13）。

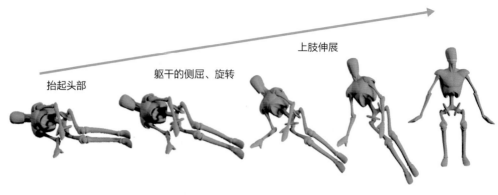

图 1-1-13　坐起动作

3.3 坐起动作时的肌肉活动

　　抬起头部需要胸锁乳突肌、椎前肌群同时收缩。躯干的侧屈和旋转需要腹内斜肌、腹外斜肌和腹直肌的收缩，腹横肌也会同时收缩增加腹内压提高躯干刚度。这一过程中，处于躯干上方和下方的腹肌群均会收缩。肘关节伸展依靠上臂肱三头肌的活动，同时肩关节的伸展、内旋则需要背阔肌的活动。

4　坐位，站起

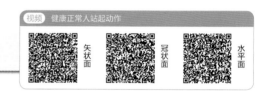

4.1 坐位姿势的观察要点

　　端坐位（座椅位）时的支撑面有床面上的臀部、大腿后部及与地面接触的足底（图 1-1-14）。座椅上主要由臀部和大腿后部承重，地面上则由足底部承重。承重大小会因座椅与小腿的高度差的不同产生差异。观察之前，要提前把座椅的高度与小腿的长度调整统一。

1 矢状面

　　躯干坐直时，耳垂、肩峰和坐骨结节会连成一条线并垂直于地面（图 1-1-15）。如有骨盆后倾，骶骨和尾骨会与椅面产生接触，腰椎前凸也会减少以至于发生驼背。所以还须对颈椎、胸椎和腰椎的前后屈曲程度和上肢的支持状态进行观察和记述。

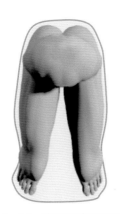

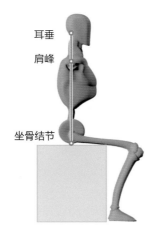

耳垂

肩峰

坐骨结节

图 1-1-14　座椅位支撑面示意图　　　图 1-1-15　座位姿势的排列

2 冠状面

从后方观察，着重讨论左右对称性。头部、肩胛骨的位置，骨盆的侧倾方向和脊柱的侧凸程度都是观察要点。特别是肩胛骨，会随躯干的前屈出现外展，躯干伸展时肩胛骨则会内收。还须注意的是脊柱的侧凸会使肩胛骨下降，很容易与肩胛骨的内旋相混淆，我们在观察时通过触诊可进行确认。

3 水平面

观察头部、胸廓、骨盆的旋转状态。正常人一般情况下不会产生上述部位的旋转。

4.2 站起动作的观察要点

站起动作是人们日常生活当中，重心上下移位变化最大的动作之一。为克服重力使重心向上移动，需要大量的肌肉参与活动。从坐位到站位过程当中，支撑面会从后方接触面积较大的臀部向前方接触面积较小的足底进行移动。

进行站起动作分析时，动作相的划分方法有很多种。但一般将其分为：①从坐位到臀部抬离座椅（提臀）之前的屈曲相；②提臀至站起的伸展相。

1 矢状面（图 1-1-16）

屈曲相

将膝关节屈曲 100° 以上，足部移至膝关节后方，为站起做准备。

躯干前倾，重心向前下方移动，对应地将髋关节、膝关节屈曲，踝关节背伸。

伸展相

　　提臀的同时伸展躯干和髋关节。随着髋关节的进行性伸展，依次伸展膝关节和踝关节。提臀时，在前下方的重心会随着躯干和下肢的伸展向上方移动，接近站立位时有轻微的后移。

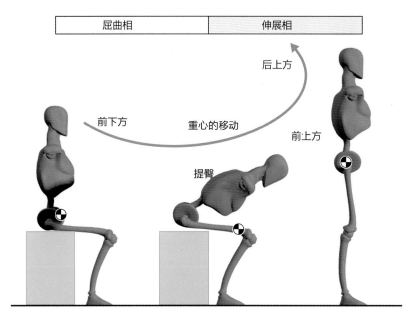

| 屈曲相 | 伸展相 |

后上方

前下方　　重心的移动　　前上方

提臀

图 1-1-16　**站起动作的屈曲相和伸展相**

2 冠状面

　　正常人在站起过程中动作是左右对称的，且不会产生侧方运动。

3 水平面

　　与冠状面相同，正常人在站起过程中亦不会产生旋转运动。

4.3 站起过程中的肌肉活动

　　站起是克服重力将身体的重心向上方移动的过程。躯干、髋关节、膝关节的伸肌群在踝关节跖屈肌的协调下完成站起动作（图 1-1-17），即臀大肌、股四头肌和小腿三头肌进行强烈收缩。同时髂腰肌、腘绳肌和胫骨前肌等拮抗肌群协同收缩，提高下肢关节的刚度，提高运动过程中关节的稳定性。同理，躯干的原动肌（竖脊肌）协同腹横肌、腹直肌和腹内斜肌、腹外斜肌等协同肌群的收缩来增大腹内压，提高躯干的刚度。

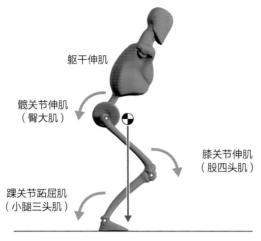

躯干伸肌

髋关节伸肌
（臀大肌）

膝关节伸肌
（股四头肌）

踝关节跖屈肌
（小腿三头肌）

图 1-1-17　站起过程中的肌肉活动

5　站立位

5.1 人是如何支撑身体的

关于站立位时的姿势调节机制，在物理治疗学领域广泛采用 Shumway-Cook 提出的**姿势策略**理论来进行解释。下文将对该理论进行简单说明。

踝策略是当身体向前方倾斜时，身体后方的肌肉如踝关节跖屈肌、膝关节屈肌和髋关节伸肌依次收缩进行制动。反之，身体后倾时，前方的肌肉会收缩以进行制动。

髋策略是应对支撑面非常狭小或者身体剧烈摇晃时的一种姿势策略。身体向前方倾斜时，身体前方的髋关节屈肌收缩以进行制动。这时，膝关节、踝关节周围的肌肉是不收缩的。同理，当身体向后方倾斜时，只利用身体后方的髋关节伸肌进行制动。

迈步策略是利用向前或向后迈出一步的姿势保持平衡的策略，与本章节的站立位姿势调节机制相差较大，且本章节与之相关的内容较少，故不在此详细讲解。

将这些姿势调节策略从力学角度进行分析时，可分为 2 种方法或 2 个阶段进行思考。正常人站立位时重心、地面反作用力的矢量和作用点（COP）之间的关系如图 1-1-18 所示。重心线垂直向下经过 COP，地面反作用力也垂直指向重心。该作用线与髋关节、膝关节、踝关节轴保持最小距离，使各关节能以最小的关节力矩来维持站立姿势。

　　身体向前倾斜启动踝策略时，重心在支撑面范围内前移（图 1-1-19）。为了维持姿势，COP 会移动至重心正下方。此时力学杠杆最长的部位为踝关节。为了更直观地理解这个原理，我们把笔的一端固定在桌面上的一个点，然后尝试左右晃动手中的铅笔。大部分人会习惯性地握住笔身离桌面最近的部位进行晃动（图 1-1-20）。抓住笔根部位时，仅靠指尖的小范围运动就能达到晃动整个笔身的目的（力学角度解释的话是能以做较少的功来达到晃动笔身的目的）。站立位时保持平衡的机制也是同样的道理。

　　地面反作用力是反映"地面受压方式"的力，所以即便没有姿势的改变，地面反作用力的大小、方向以及 COP 的位置也能发生改变。

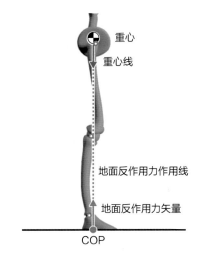

图 1-1-18　站立位姿势时重心、地面反作用力矢量与地面反作用力作用点之间的关系

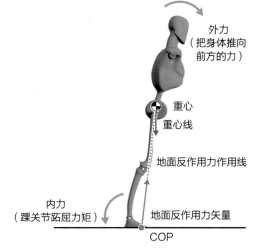

图 1-1-19　进行踝策略时重心、地面反作用力矢量与地面反作用力作用点之间的关系

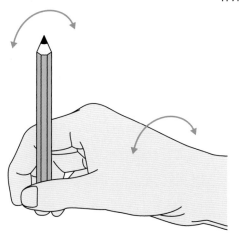

图 1-1-20　**直立物体的平衡方法**

COP 的位置变化只能发生在支撑面（足底）范围内，当重心点超过支撑面时，对应地会激活髋关节策略以维持平衡。可以想象人站在悬崖边向下探望的情形。这时姿势的改变对重心的位置变化产生较大影响。髋关节周围肌肉、躯干屈肌和伸肌会参与躯干的运动（姿势变化）。

总而言之，支撑身体的方法主要有不改变姿势而移动 COP 和改变姿势调节重心位置这两种。通常，站立位时身体不会出现摇摇晃晃的情况，所以站立位姿势调节一般会采用前一种方案。

5.2 站立位姿势的观察要点

1 矢状面

重心线

用绳悬吊一块密度均匀的物体时（如巧克力块、香皂、杯子等整体都用相同材料制成的物体），不管连接物体的哪一部位，绳子的方向永远会指向物体的重心，且绳子左右两边的质量永远是相等的（图 1-1-21）。

正常人站立位时重心线从上至下经过耳垂、肩峰、股骨大转子、髌骨后方和外踝前方（图 1-1-22），地面反作用力矢量也与重心线一致。髋关节、膝关节和踝关

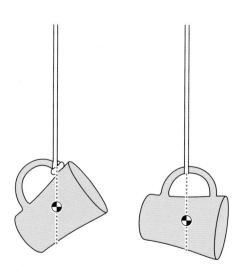

图 1-1-21　**重心线与质量分布**
重心线的左右两边质量相等

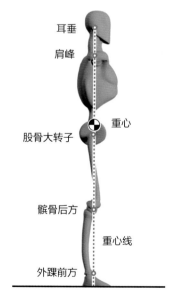

图 1-1-22　**站立位时重心线与各关节的位置关系**

（图中标注：耳垂、肩峰、重心、股骨大转子、髌骨后方、重心线、外踝前方）

节离重心线仅有数厘米的距离，所以不需要太大的肌肉做功，也能保持站立位姿势。此时的身体节段和各关节的位置关系被称为**正常力线**。当人体失去正常力线时，为保持姿势的稳定，关节会产生额外的力去维持平衡，这一机制为前文讲述的姿势策略。

姿势的记述方法

首先，最基本的内容为脊柱的生理弯曲。站立位时颈椎前凸、胸椎后凸、腰椎前凸和骨盆的前后倾斜状态都需记述。用数字描述难度较大，所以用生理弯曲加大、减小或消失等文字内容进行记述。此外还可用专有名词进行记述，如胸椎的过度后凸称为**圆背**，腰椎的过度前凸叫**凹背**，脊柱的生理弯曲减少叫**平背**，圆背与凹背同时存在的状态称**凹凸背**等（图1-1-23）。我们可以用髂前上棘和髂后上棘连线为基准记述骨盆的倾斜。正常人生理状态下髂前上棘和髂后上棘连线与地面呈30°角，当该角度明显大于30°时可称为**骨盆前倾**，明显小于30°时称为**骨盆后倾**。骨盆前倾时腰椎前凸会加大。相反，骨盆后倾时腰椎前凸减小，出现胸椎圆背的倾向，人的重心也会向后移动。对应圆背，则可能有颈椎前凸加大伴下颌向前突出和颈椎前凸减小并收紧下颌这两种姿势出现。

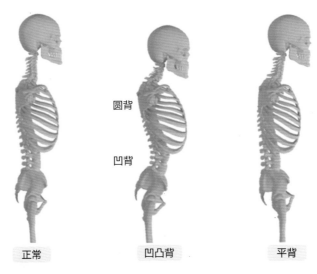

图1-1-23　**记述的弯曲**

❷ 冠状面

从后方进行观察。重心线从枕骨粗隆垂直向下经过臀沟。正常人一般不会出现侧凸。两侧肩峰的连线、两侧髂骨的连线和两侧股骨大转子的连线均与地面水平。

❸ 水平面

主要观察胸廓的旋转和骨盆的旋转。胸廓的旋转一般发生在胸腰段。骨盆的旋转一般是由左右两侧髋关节的屈曲角度不同所产生的。胸廓的旋转容易与肩胛骨的内收、外展相混淆。观察时与用两侧肩峰的连线相比，用第七颈椎棘突和胸骨柄的连线是否朝向正面来判断胸廓的旋转更加准确。

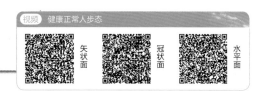

6　步态观察

6.1 步行周期

步行为周期性运动，应采用国际通用的标准进行观察和记述。关于步行周期的定义，以前常用 Murray 定义的内容进行描述。该定义虽然能对正常步态进行描述，但描述异常步态时会出现问题。例如，遇见不能足跟先触地的足下垂患者时，无法对步行周期的起点进行定义。兰乔洛斯阿米戈斯国家康复中心（Rancho Los Amigos National Rehabilitation Center，RLANRC）为了解决这一问题，定义了一套新的步行周期。图 1-1-24 为这两种步行周期的比较。

Murray 步行周期是通过观察下肢接触地面时的各个状态（现象）来进行描述的，分为**足跟触地**（Heel Contact，HC）、**足底触地**（Foot Flat，FF）、**足跟离地**（Heel Off，HO）、**足尖离地**（Toe Off，TO）、下一次**足跟触地**、**支撑相中期**（Mid Stance，MSt）、**摆动相中期**（Mid Swing，MSw）7 个周期来区分。

RLANRC 步行周期是将观察肢和对侧肢体的触地状态进行统合，将各周期用动作相进行划分。

- **承重反应期**（Loading Response，LR）：观察肢首次触地（Initial Contact，IC）到对侧足尖离地为止。

- **支撑相中期**（Mid Stance，MSt）：对侧足尖离地到观察肢足跟离地为止，MSt 可分为**前期**（Early MSt）和**后期**（Late MSt）两相。

- **支撑相末期**（Terminal Stance，TSt）：观察肢的足跟离地到对侧肢体首次触地为止。

- **摆动相前期**（Pre Swing，PSw）：对侧肢体首次触地至观察肢足尖离地。

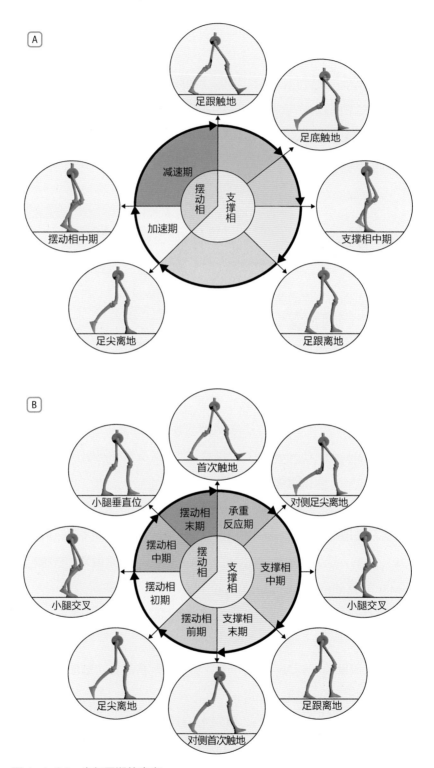

图 1-1-24　**步行周期的定义**

A. Murray 步行周期；B. 兰乔洛斯阿米戈斯国家康复中心制定的步行周期。本图中右下肢为观察肢，左下肢为对侧肢

- **摆动相初期**（Initial Swing，ISw）：观察肢的足尖离地至摆动腿膝关节屈曲到最大限度为止。
- **摆动相中期**（Mid Swing，MSw）：观察肢膝关节呈最大屈曲至小腿与地面垂直。
- **摆动相末期**（Terminal Swing，TS）：观察肢小腿垂直位至下一次首次触地。

8 相步行周期中，承重反应期到摆动相前期这 5 相属于支撑相，而摆动相初期、中期和末期这 3 相合称为摆动相。与观察肢承重反应期相对应的是对侧下肢的摆动相前期，这样的分期可以更合理地观察步行过程中左右腿的对称性。还有，RLANRC 的步行周期的最大特点是，它与肌肉活动一一对应，将于后文中对此进行详细解释。

很多学者用个人习惯对步行周期进行描述，使用语缺乏国际统一标准，导致很多初学者在学习时出现混淆概念的情况。但总体而言，用上述两种方法来描述步行周期的情况占多数。本书将会以 RLANRC 为标准进行记述的解说。按动作相记述时，对时间点的描述会变得困难。所以本书会对各个相的结束点进行记述。

记述的方法

- 在纸张上从左至右地进行书写更符合人们的阅读习惯。从右脚首次触地开始，按顺序进行记述直至右脚下一次首次触地。如果有异常步态，需要从患侧下肢首次触地开始记述直至患肢的下一次首次触地。
- 记述的一般顺序和原则可以参照前文讲述内容。抓住观察要点，有效记述。
- 需要观察的内容有以下 5 种：① **髋关节、膝关节、踝关节的角度**；② **骨盆的运动**；③ **头部、上肢、躯干的运动**；④ **时间距离因素**；⑤ **重心**。

6.2 髋关节、膝关节、踝关节的角度（图 1-1-25，参考第 2 章表 2-1-1）

1 髋关节

首次触地时髋关节处于屈曲 20°，并随着身体前进逐渐伸展，到对侧肢体首次触地时，也就是观察肢支撑相末期会达到伸展 20°。摆动相前期至摆动相末期这段时间，髋关节会进行性屈曲至最大屈髋角度 25°。摆动相末期的结尾会有 1cm 左右的回落，所以下一次首次触地时髋关节会变回屈曲 20°。

2 膝关节

首次触地时为屈曲 5°（目测几乎为 0°），承重反应期呈屈曲 15°，后逐渐伸展直至支撑相末期。支撑相末期时膝关节角度为屈曲 5°（目测似 0°）。摆动相前期至摆动相初期会逐渐屈膝，足尖离地时为屈曲 40°，摆动相初期达最大屈曲，呈 60°，后逐渐伸展。摆动相中期时小腿向下与地面垂直，摆动相末期最大伸展至屈膝 5°（目测似 0°）。一个步行周期中，单侧膝关节会出现两次屈曲和伸展，该现象称之为**双膝动作**。该动作的意义不在于数字本身，而在于第一次屈曲和第二次屈曲具有不同的意义，观察时需将两者分开进行观察。

3 踝关节

首次触地为 0°，小腿和足部所呈角度为直角。承重反应期踝关节会呈跖屈 5°，后至支撑相末期踝关节逐渐发生背伸。足跟离地时为背伸 10°。支撑相末期至摆动相前期为进行性跖屈，足尖离地时达跖屈 15°。摆动相初期回到 0°并维持整个摆动相中期至摆动相末期结束。

4 足部

以前对步行周期进行分析时，人们常常忽略足部的重要性。但随着测量工具的精度提升，足部的分析成为可能。毫无疑问，足部的功能对提高步行效率起着非常

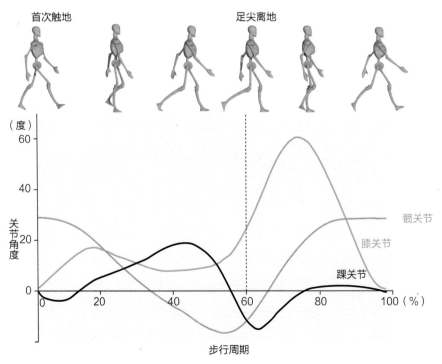

图 1-1-25 **步行时髋关节、膝关节、踝关节的角度**

重要的作用。提高步行效率是指减少步行过程所消耗的力，也就是消耗最少的能量来完成步行。人的足部构造具备双足步行所适合的结构。

4 个滚动

Rock（滚动）+er 合称"滚动的杠杆"，日常生活中接触到的一些摇椅、滚动鞋等具有类似的原理。双足步行是支撑相具有踝关节和足部回旋作用的转子和摆动相参与髋关节旋转的转子同时进行运动的双转子运动。特别是支撑相的回旋轴，随着足部支撑面的变化，会从足的后部向前部移动。陆地上的动物在移动时很少出现像在冰面上滑行一样的线形运动，一般都是靠车轮或者履带一样的旋转运动来移动。双足步行时的滚动是踝关节和足部的回旋产生的翻转运动。

按步行周期的顺序，滚动包括承重反应期发生的**足跟滚动**，支撑相中期的**踝关节滚动**，支撑相末期的**前足滚动**和摆动相前期的**足趾滚动**这四种（图 1-1-26）。

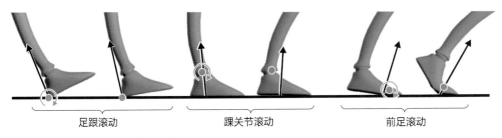

足跟滚动　　　　踝关节滚动　　　　前足滚动

图 1-1-26　足部滚动和地面反作用力

- **足跟滚动**：在承重反应期以足跟与地面接触点为轴，整个足部向前滚动。因接触点位于踝关节的后方，所以根据地面反作用力作用踝关节会产生跖屈。此时，踝关节背伸肌会进行拉长收缩，对这一过程进行调节。随着足部与地面接触面积的增加，COP 也会逐渐向前移动。伴随地面反作用力方向的改变，踝关节跖屈力矩也会逐渐变小。承重时冲击力的吸收和身体的前行是同时发生的。构成后足部的距骨、跟骨和足舟骨具有专门为承重而生的特殊解剖结构。在距小腿关节上，距骨的回旋轴位于距骨的冠状面而非水平面，且向外倾斜。从水平面上观察该关节也呈外侧倾斜。距下关节轴又称 Henke 轴，在舟状骨上方内侧开始连至跟骨外侧面，起到内外翻功能轴的作用。在承重反应期，地面反作用力的作用线会通过距下关节轴的外侧，所以跟骨会产生外翻。

- **踝关节滚动**：支撑相中期是观察肢单脚支撑身体且被躯干和对侧下肢超越的过程。踝关节轴的转子运动会使人向前移动，这时向前的推进力主要依靠对侧下肢在支撑相末期产生的力量。

- **前足滚动**：支撑相末期，支撑面主要是足的前端而非中部。其承重部位主要位于前脚掌的内侧面。MTP（跖趾）关节最大能达到背伸 60°。伴随 MTP 关节的背伸，足部产生向前的滚动，COP 也会进一步前移。

- **足趾滚动**：摆动相前期，观察肢的膝关节屈曲，踝关节跖屈，承重向对侧下肢移动。同时 COP 也会向前方移动，当 COP 达到足尖后足部会离开地面（足尖离地）。

推进和滚动

正常步行时地面反作用力可以分为前、后两个部分。首次触地至支撑相中期为前半部分，支撑相中期到摆动相末期为后半部分（图 1-1-27），分别用制动力和推进力来表示。也就是说，一侧下肢所产生的推进力由对侧下肢的制动力来吸收缓冲。Winter 等人将足跟离地到足尖离地之前的这一阶段命名为推进。将支撑相末期，观察肢的足跟离地至对侧肢体的首次触地之前，也就是观察侧单足前足底支撑地面的状态命名为尾随位置，他们发现这一姿势所产生的向前推进力会决定步长的大小。后来 Perry 等人通过分析肌肉运动的规律，对推进理论提出异议。将一根铅笔放在桌面并使其倾倒时，即便铅笔不产生向前的动力，但因桌面的摩擦力，使之在倾倒时受到向前方向的地面反作用力（图 1-1-28），从而向前移动。Perry 提出，该铅笔之所以能前进，不是因为产生了推进力，而是因前足滚动产生了滚动前进现象所致。福永等人用超声波图像分析肌肉的羽状角得出，支撑相末期的腓肠肌收缩为等长收缩。也就是说，支撑相末期踝关节背伸角度的变化不是由腓肠肌的离心性收缩产生，而是筋膜、肌腱等成分的伸长变化所致。应把推进理解为肌肉活动的结果还是筋膜、肌腱等成分伸长时产生的黏弹性，目前还有许多争议，所以很少有人将推进理论用于论文之中。

COP 的轨迹

承重反应期中的 COP，在支撑相末期时位于第一、二跖骨下方（图 1-1-29）。支撑相 COP 在足底的移动并非呈直线。支撑相中期重心处于相对外侧，而 COP 则始终位于重心的外侧，所以地面反作用力始终会朝向内侧（图 1-1-30）。当重心和 COP 的位置关系改变，重心位于 COP 之外时，身体会向外倾倒。

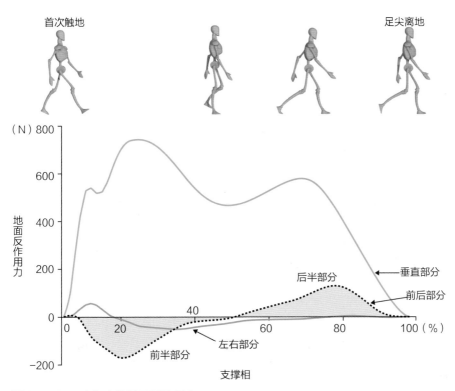

图 1-1-27　步行中的地面反作用力

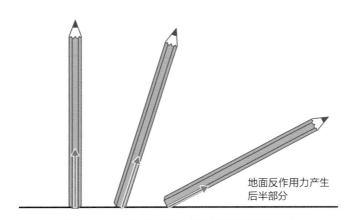

图 1-1-28　桌面上的铅笔倾倒时产生的地面反作用力

　　正常步行时，COP 会在支撑相中期稍微外移，在支撑相末期快速向内侧 MTP 关节移动。向内侧移动的理由是支撑相中期后重心会向对侧移动。为迎接对侧首次触地，COP 也会朝对侧足跟方向移动。MTP 关节正好处于 COP 移动的轨迹上。MTP 关节在水平面上呈自内前方斜向外后方的解剖学特点，所以前行时主要以内侧 MTP 关节为运动轴起到将足部抬起的作用。

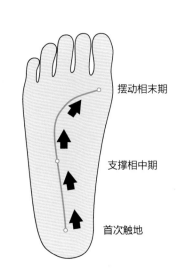

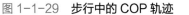

图 1-1-29　步行中的 COP 轨迹

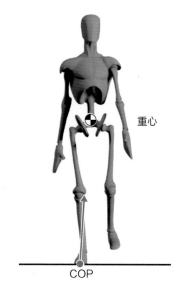

图 1-1-30　步行中，COP 位于重心的外侧，地面反作用力矢量指向内侧

桁架结构和绞盘机制

桁架结构本来是建筑工程专业的常用术语，是指由三角形组合而成的梁式结构，常用于桥梁、厂房等需要承重的公共建筑中。人体足部的三角形结构也类似于三角形结构（图 1-1-31）。足部具有称为足弓的拱形结构，足弓分为内侧纵弓、外侧纵弓和横弓 3 种，分别承受触地面给予的压力。内侧纵弓会根据承重大小发生形状改变，我们将以此为例对支撑相中期的桁架结构进行说明。

承重是依照从距骨至跟骨再到足舟骨的顺序进行传递的。足的桁架结构中足舟

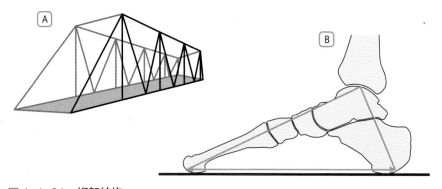

图 1-1-31　桁架结构

A. 桁架桥（3 点结合的坚固构造）；B. 人体足部的桁架结构（底边可因肌腱的伸长而被延长）

骨处于三角形的顶点，三角形后部的刚度主要取决于跟骨和足舟骨的结合状态。承重增加时跟骨会产生前倾、外翻，导致足舟骨和骰骨产生更加紧密的结合，从而提高三角形后部的强度。此时，维持拱形结构最重要的因素是由足底的肌肉、肌腱和韧带组成的三角形底边。随着足底肌腱、韧带等结构被拉长，内侧纵弓也会随之变低，导致足舟骨下降（下沉）。

在支撑相末期随着 MTP 关节的伸展及踝关节的背伸，趾长屈肌腱、足姆长屈肌腱会被牵拉。此时，支撑相中期变长的三角形底边会利用足底肌腱的张力恢复至原来的形状（图 1-1-32）。这一过程称为足底筋膜的绞盘机制。

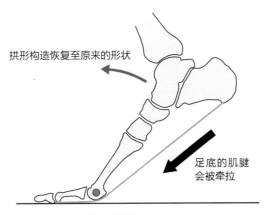

拱形构造恢复至原来的形状

足底的肌腱
会被牵拉

图 1-1-32　绞盘机制

6.3 骨盆的运动

骨盆运动的记述与四肢关节运动有所差异，需要在空间上对运动方向进行描述。也就是从前后倾（矢状面）、旋转（水平面）和侧倾（冠状面）3 种方向进行记述。

■1 前后倾（矢状面）

骨盆的倾斜具有个体差异。正常人步行时髂前上棘和髂后上棘的连线与水平线呈 10°~20° 前倾。支撑相末期，髋关节达到最大伸展角度，髋关节前方的肌肉、韧带会被牵拉，使骨盆产生约 4° 的前倾。继摆动相前期之后，随着髋关节的屈曲，骨盆的前倾会逐渐减小。步行过程中对骨盆的 4° 前倾进行观察是非常困难的。所以，我们常通过观察骨盆过度的前后倾斜时产生的异常动作来判断是否存在问题。

2 旋转（水平面）

右下肢首次触地时，右下肢位于身体相对的最前方。这时骨盆会向左旋转，将右侧髋关节推向前方以增大步长。此时的左下肢处于支撑相末期，相对于躯干处于最后方的位置。骨盆的向左旋转，可将左侧髋关节推向后方从而进一步增大步长。相对于冠状面的骨盆只能进行 4° 的倾斜，水平面的骨盆旋转是双向进行的，所以产生的变化也较为容易进行观察。骨盆旋转的角度在首次触地至支撑相中期这一过程中逐渐减小，双腿交叉时达到 0°，后继续旋转直至对侧肢体的首次触地。对侧肢体的首次触地至观察肢的下一次首次触地这一阶段，骨盆向反方向进行旋转。也就是说，在一个步行周期中骨盆向左右两方向各旋转 4°，所以骨盆可进行 8° 的旋转运动。

3 侧倾（冠状面）

步行中产生过度的骨盆侧倾，可以考虑为提髋异常。支撑相中期（单支撑期），正常人步行时骨盆看起来像处于水平位，并悬挂对侧下肢进行摆动。但以站立侧髋关节为轴进行观察时就会发现骨盆会向迈步侧倾斜 5°。在摇摆步态（如特伦德伦堡步态）等异常步态中则可以观察到骨盆向支撑侧倾斜的情况。

6.4 头部、上肢、躯干的运动

正常步行时，躯干始终保持直立位，不会产生前后屈或侧屈，仅仅在胸椎和腰椎平面会产生一定的旋转。该旋转与肌肉的强力收缩所产生的主动运动有所不同，是伴随骨盆的旋转所产生的躯干和上肢的延迟旋转。骨盆改变旋转方向时，躯干和上肢的延迟旋转会保持面部和躯干整体朝向前进方向。上肢的摆动则应考虑是肩关节的前后运动所产生的伴随摆动。将这一过程想成拨浪鼓的旋转可能更有助于理解。当我们转动位于中心轴的鼓柄时，系于鼓身两侧的弹丸会随之摆动并敲响拨浪鼓，类似于步行时上肢的摆动。

6.5 时间距离因素

通过观察足迹我们可以测量步行的距离因素（图 1-1-33）。

- 步长：一侧足跟至对侧足跟之间的前后距离。正常人步行时左右步长基本对称。

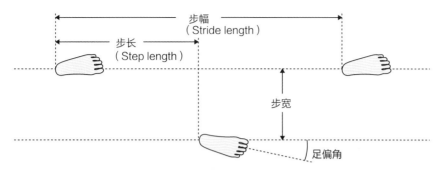

图 1-1-33　**步行的距离因素**

- **步幅**：同侧足跟前后两次触地时的距离，也就是一个步行周期所前进的距离。
- **步宽**：两侧足跟触地时的左右水平距离，也称为支撑基面。
- **足偏角**：足部的长轴（足跟至第二、第三趾中间的连线）方向与前进方向所成的角度。根据年龄、性别不同会存在个体差异。

时间因素是指步行周期中与时间有关的因素（图 1-1-34）。正常步行过程中支撑相占整个步行周期的 60%，摆动相占 40%。支撑相当中，承重反应期和摆动相前期为**双支撑期**，也叫双重支撑期，各占整个步行周期的 10%。属于单支撑期的支撑相中期和支撑相末期合起来占整个步行周期的 40%。

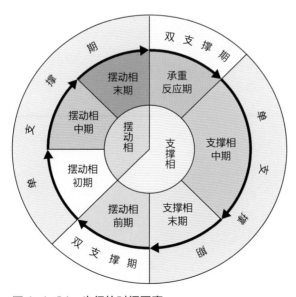

图 1-1-34　**步行的时间因素**

以时间为单位记录的单支撑期结果称为单足支撑时间，我们很难做到边观察边用秒表计时间，所以一般通过分析录像的帧和时间进行准确记录。

随着步行速度的加快，双支撑期会变短。双支撑期减至 0 时即为从行走转变为跑步的瞬间。Gait 一词包含行走和跑步两项内容。

步频又称步调，表示步行的节奏、节律，是单位时间内走出的步数，一般以**步／分**或**步／秒**来表示。

时间因素和距离因素具有相互关联性。正常成年人的步行适宜速度为 4.2~4.5km/h（适宜速度是指可以轻松完成持续步行的速度，与汽车的经济时速类似）。例如，步行速度是步长和步频的乘积，想要提高步行速度，要么增加步长大小，要么加快步频。当这两点都达到最大值后，跑步切换点变得基本相同。各年龄段的标准值如表 1-1-1 所示。

测量时间、距离时，一般是让受试者步行 10m 距离，然后对其步数和时间进行测量。10m 除以时间或步数所得到的数值为步行速度和步长，而用步数除以时间得到步频。虽然方法比较简单，但对步行能力进行评估而言仍非常有效。步行速度和肌肉运动之间的关系将会在下文叙述。

表 1-1-1　**各年龄段时间距离因素**

年龄（岁）	性别	步频（步／分）	步长（m）	步行速度（m/s）
13~14	男	100~149	0.53~0.82	0.95~1.67
	女	103~150	0.50~0.78	0.90~1.62
15~17	男	96~142	0.58~0.88	1.03~1.75
	女	100~144	0.52~0.79	0.92~1.64
18~49	男	91~135	0.63~0.83	1.10~1.82
	女	98~138	0.53~0.79	0.94~1.66
50~64	男	82~126	0.61~0.81	0.96~1.68
	女	97~137	0.52~0.78	0.91~1.63
65~80	男	81~125	0.56~0.86	0.81~1.61
	女	96~136	0.47~0.73	0.80~1.52

6.6 重心

从动力学角度来说，步行是将身体重心向前移动的动作。站立位时，身体的重心位于第二骶椎的前方。人体质量分布中最重的部位为躯干，头颈部与躯干占总体重的 50%。步行过程中，因躯干以上部分与地面基本保持垂直状态，所以身体的重心位置不会发生太大的变化。以简易方法进行步态分析时，可以认为人的重心始终位于骨盆内。

双足步行过程中，重心在前移的同时还伴有小范围上下左右的移动（图 1-1-35）。双支撑期时双腿前后分开，此时的重心位于相对最低点。而单支撑期双腿交叉，重心会达到相对最高点。一个步行周期中，重心从最低点（首次触地）开始依次经过最高点（支撑相中期）、最低点（对侧首次触地）、最高点（摆动相初期）、最低点（下一个步行周期首次触地）进行 2 次上下移动。在水平面，双支撑期时重心位于骨盆的中点。右侧支撑相中期时重心向右侧移位，左下肢首次触地时重心回到中点，左侧支撑相中期重心向左侧移位，随着右下肢在下一个步行周期首次触地，重心会再次回到中点。也就是一个步行周期中重心会向左右方向各移动 1 次。

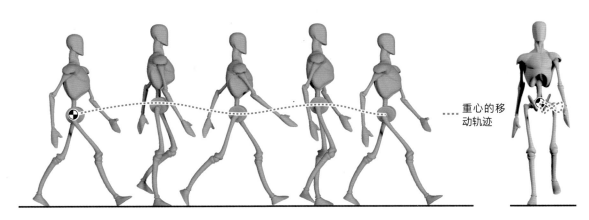

重心的移动轨迹

图 1-1-35　**步行中的重心位置变化**

步行速度增加时步长会随之变大，故在首次触地时重心会变得更低，重心的上下移动幅度也会变大。步宽与步行速度无明显关联，所以左右方向的重心移动不会太大。

7 步态分析

7.1 步行中的运动力学与肌肉活动

　　RLANRC 医师佩里博士是专注于脊髓灰质炎患者的病态运动学专家。他利用超细丝电极（头发丝粗细的针电极，常用的肌电图针电极因为太粗，所以容易在运动过程当中受到周围肌肉信号的干扰而发生串扰现象，很难用于运动过程中的肌电监测）对步行过程进行了详细的解析，这是佩里博士最大的成就之一，对步态分析理论的发展产生了深远的影响。在临床工作当中，物理治疗师一般采用触诊的方法对观察部位以外的肌肉收缩进行确认。这种方法只能用于动作缓慢的患者身上，无法适用于正常人快速运动过程中，且此方法只能评估浅层肌肉的运动，无法判断深层肌肉的运动。佩里提出，需对深层肌肉及各单一肌肉的详细功能和活动周期有充分的理解，才能发现问题并进行针对性治疗。本书将以佩里的超细丝电极监测结果为基础对步行过程中的肌肉活动及其意义进行解释。

7.2 步行所需要的功能、关节力矩和肌肉活动（图 1-1-36~1-1-38）

　　步行所需要的功能可分为 3 大类：① 吸收冲击、承重（首次触地、承重反应期）；② 单足支撑（支撑相中期、支撑相末期）；③ 迈出下肢（摆动相前期、摆动相初期、摆动相中期、摆动相末期）。步行中，身体内部产生的关节力矩和肌肉活动如下。

1 吸收冲击、承重（首次触地、承重反应期）（图 1-1-39）

髋关节

● **关节力矩**：首次触地时会产生膝关节的伸展力矩和外旋力矩，经支撑相中期逐渐减小。

● **肌肉活动**：首次触地至承重反应期这一过程中，稳定骨盆和大腿的肌肉主要是以臀大肌和大收肌为主的髋关节伸肌。髋关节伸肌的活动会产生髋关节伸展力矩。这一过程当中髋关节几乎没有角度变化，所以肌肉的收缩形态为等长收缩。半膜肌、股二头肌长头等肌肉在这一阶段会减少活动。承重反应期，阔筋膜张肌后部纤维、臀中肌、臀小肌和臀大肌的上部纤维的肌肉活动达到最大。

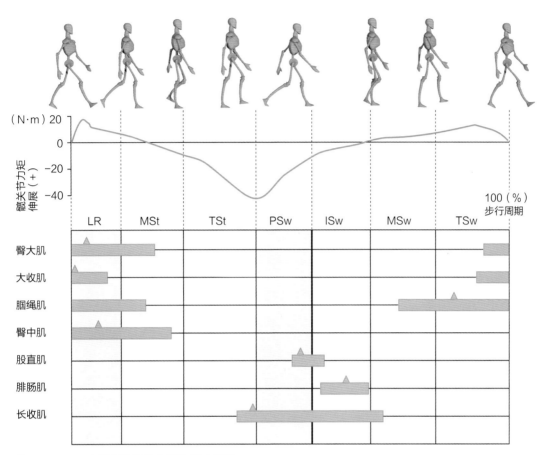

图 1-1-36　步行中髋关节力矩和肌肉活动

纵行粗线为足尖离地，黄色为单支撑期，▲为肌肉活动的峰值点。LR：承重反应期，MSt：支撑相中期，TSt：支撑相末期，PSw：摆动相前期，ISw：摆动相初期，MSw：摆动相中期，TSw：摆动相末期

膝关节

- **关节力矩**：首次触地时会产生轻微的屈曲力矩，接着于承重反应期变为伸展力矩。

- **肌肉活动**：首次触地时，地面反作用力的力线会经过膝关节前方（图 1-1-40）。膝关节会受到伸展方向的外力，此时腘绳肌会对膝关节的伸展产生拮抗运动，此过程仅持续约 0.1 秒。此后地面反作用力的力线会经过膝关节后方，外力产生的关节力矩达到最大。股四头肌群中的股外侧肌、股内侧肌与股中间肌为了承重和吸收冲击，会从摆动相末期提前开始收缩，在承重反应期达到最大肌肉活动。承重反应期时膝关节会屈曲，故股四头肌群所产生的运动

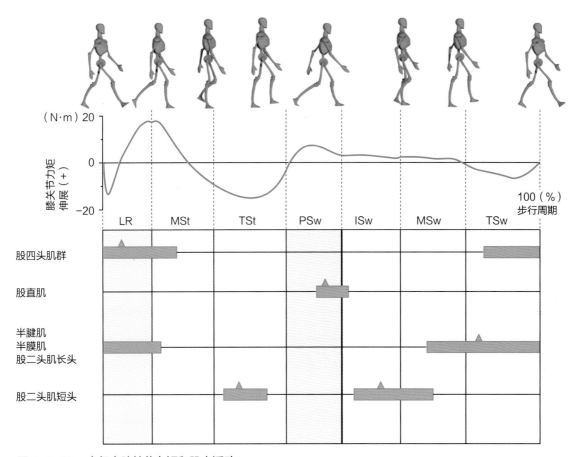

图 1-1-37   步行中膝关节力矩和肌肉活动

纵行粗线为足尖离地，黄色为单支撑期，▲为肌肉活动的峰值点。LR：承重反应期；MSt：支撑相中期；TSt：支撑相末期；PSw：摆动相前期；ISw：摆动相初期；MSw：摆动相中期；TSw：摆动相末期

属于离心收缩。期间，腘绳肌也会收缩，起到伸展髋关节的作用。因髋关节的伸展与膝关节的屈曲同时发生，所以这一过程中腘绳肌的长度几乎不发生改变。

踝关节

- **关节力矩**：首次触地时踝关节的背伸力矩会从 0 急剧增大，在承重反应期达到最大，在承重反应期最后变回 0。

- **肌肉活动**：胫骨前肌、趾长伸肌、姆长伸肌等踝关节背伸肌，在首次触地时会起到维持踝关节 0° 的作用。胫骨前肌的活动在首次触地时就几乎达到最大。承重反应期踝关节会发生跖屈，故胫骨前肌做离心收缩。全足底触地后的承重反应后半段，小腿三头肌起到控制踝关节背伸的作用。

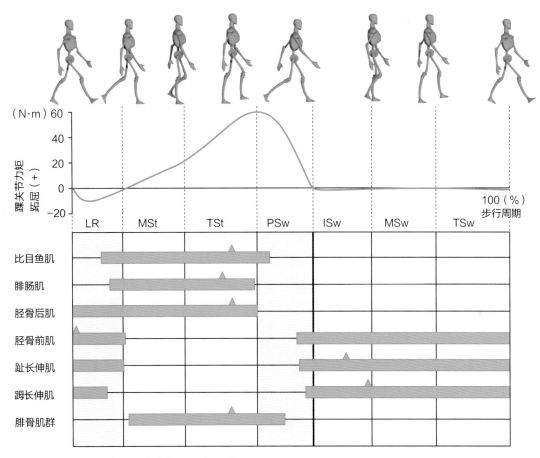

图 1-1-38　步行中踝关节力矩和肌肉活动

纵行粗线为足尖离地，黄色为单支撑期，▲为肌肉活动的峰值点。LR：承重反应期；MSt：支撑相中期；TSt：支撑相末期；PSw：摆动相前期；ISw：摆动相初期；MSw：摆动相中期；TSw：摆动相末期

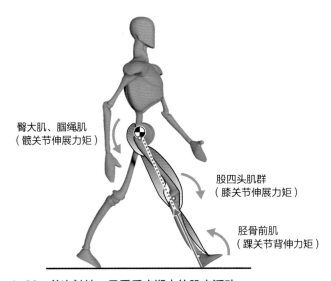

臀大肌、腘绳肌
（髋关节伸展力矩）

股四头肌群
（膝关节伸展力矩）

胫骨前肌
（踝关节背伸力矩）

图 1-1-39　**首次触地、承重反应期中的肌肉活动**

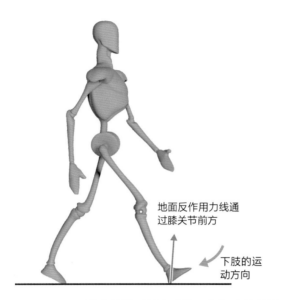

地面反作用力线通过膝关节前方

下肢的运动方向

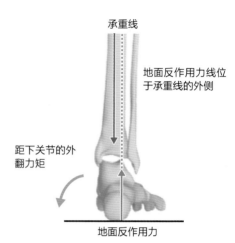

承重线

地面反作用力线位于承重线的外侧

距下关节的外翻力矩

地面反作用力

图 1-1-40　首次触地时地面反作用力与膝关节的关系

图 1-1-41　足跟触地时承重线与地面反作用力的关系

足部

● **关节力矩**：首次触地时，下肢的承重线经过胫骨的长轴。同时地面反作用力的力线经过承重线的外侧（图 1-1-41），所以距下关节会受到外翻方向的外力，使跟骨产生 5° 的外翻。跗横关节连接中足、后足，类似于鞍状关节。在非承重状态时内侧和外侧的两条关节轴呈异面关系，从结构学角度处于锁定位置，能提高关节的刚度。跟骨外翻时"锁"被打开，变成相对容易移动的结构，也就是前文所述的桁架结构。

● **肌肉活动**：胫骨前肌离心收缩与外力产生的外翻力矩互相拮抗。胫骨前肌的收缩停止于全足底触地时，但胫骨后肌的活动会持续整个支撑相中期。

2 单足支撑（支撑相中期、支撑相末期）（图 1-1-42）

髋关节

● **关节力矩**：髋关节力矩在支撑相中期前半段（身体重心越过支撑足时）由伸展力矩转变为屈曲力矩。支撑相末期髋关节的屈曲力矩会逐渐增加并于支撑相末期结束时达到最大值。髋关节的内旋力矩则持续至支撑相中期结束。

● **肌肉活动**：支撑相中期髋关节的活动度几乎为 0，所以矢状面上的髋关节力矩也几乎为 0，故无明显肌肉活动。髋外展肌活动以维持骨盆的稳定性。支撑相末期伴随着髋关节的伸展，阔筋膜张肌的肌肉活动会从后部纤维转移至

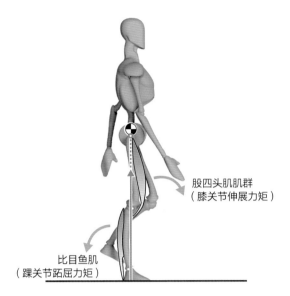

图 1-1-42　支撑相中期的肌肉活动

前部纤维。

膝关节

- **关节力矩**：膝关节力矩与髋关节力矩相似，于支撑相中期的前半段由伸展力矩转变为屈曲力矩。屈曲力矩在支撑相末期达到最大，后逐渐减小，并于支撑相末期结束时再次变为伸展力矩。

- **肌肉活动**：股四头肌群的主要功能为提高膝关节的稳定性，但到支撑相中期膝关节开始伸展时，股四头肌群则会停止收缩。小腿三头肌在支撑相中期至支撑相末期这一阶段控制小腿向前（踝关节背伸）移动，同时可辅助大腿前移时伸展膝关节。支撑相末期，膝关节周围肌群无明显的肌肉活动，仅股二头肌短头发挥防止膝关节过伸的作用。

踝关节

- **关节力矩**：踝关节跖屈力矩在支撑相中期和支撑相末期显著增加，支撑相末期结束时达到最大值。此时的踝关节力矩是整个步行周期中所有关节力矩中最大的。

- **肌肉活动**：承重反应期的后半段至支撑相末期结束这个过程中，小腿三头肌会持续收缩。此时膝关节也会伸展，故腓肠肌被进一步拉长，使踝关节跖屈力矩增加。最终可使足跟于支撑相末期抬离地面。

足部

- **关节力矩**：承重反应期的外翻方向外力会逐渐减小，于支撑相末期变为内翻方向的外力。内翻力矩的产生是由 MTP 关节轴与小腿三头肌的收缩方向不同所致。相较于小腿三头肌的收缩与前进方向相同，MTP 关节轴则向外侧偏斜约 60°，所以会使距下关节产生内翻力矩（图 1-1-43）。

- **肌肉活动**：单支撑期中，胫骨后肌、小腿三头肌、腓骨长肌与腓骨短肌会发生肌肉活动。

3 迈出下肢（摆动相前期、摆动相初期、摆动相中期、摆动相末期）

髋关节

- **髋关节力矩**

· 摆动相前期：因转移至对侧下肢承重，髋关节屈曲力矩会急剧减小（图 1-1-44）。

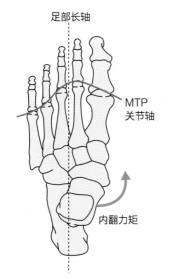

图 1-1-43　MTP 关节轴面向外侧，足跟离地后足部会产生内翻力矩

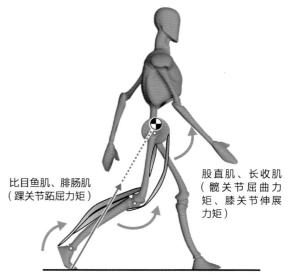

图 1-1-44　摆动相前期的肌肉活动

· 摆动相初期：摆动相初期结束时，髋关节屈曲力矩为 0（图 1-1-45）。

· 摆动相中期：摆动腿跨过支撑腿迈向前方时，髋关节伸展力矩会增加。

· 摆动相末期：髋关节伸展力矩于摆动相末期达到最大，在下一次下肢首次触地前会减小（图 1-1-46）。

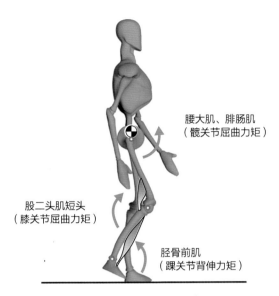

图 1-1-45　**摆动相初期的肌肉活动**

腰大肌、腓肠肌
（髋关节屈曲力矩）

股二头肌短头
（膝关节屈曲力矩）

胫骨前肌
（踝关节背伸力矩）

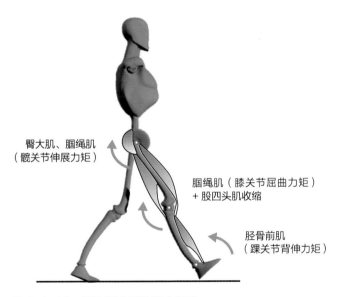

图 1-1-46　**摆动相末期的肌肉活动**

臀大肌、腘绳肌
（髋关节伸展力矩）

腘绳肌（膝关节屈曲力矩）
+ 股四头肌收缩

胫骨前肌
（踝关节背伸力矩）

● **肌肉活动**

· 摆动相前期：此时使髋关节屈曲的主要肌肉为长收肌。随着髋关节、膝关节屈曲的角度不同和步长的变化可观察到股直肌的活动。

· 摆动相初期：摆动相初期腓肠肌、股薄肌、缝匠肌的肌肉活动达到最大。长收肌的活动在对侧下肢首次触地时达到最大并持续至摆动相初期结束。

- 摆动相中期：腘绳肌的肌肉活动于摆动相中期的后半段开始。
- 摆动相末期：为了给摆动的下肢提供制动力，腘绳肌的肌肉活动达到最大。大收肌和臀大肌下部纤维也开始收缩，为首次触地做准备。同时，阔筋膜张肌、臀中肌和臀大肌的上部纤维也收缩，为冠状面上骨盆的稳定提供支持。

膝关节

● 关节力矩

- 摆动相前期：膝关节的伸展力矩于摆动相前期达到最大，后逐渐减小。
- 摆动相初期：摆动相初期结束时伸展力矩会减为 0。
- 摆动相中期：随着膝关节向前伸展，屈曲力矩会逐渐增大。
- 摆动相末期：屈曲力矩于摆动相末期达到最大，下一次下肢首次触地前有所减小。

● 肌肉活动

- 摆动相前期：摆动相前期膝关节屈曲约 40°，这是受到地面反作用力后发生的被动屈曲，膝关节屈肌群中仅可观察到股薄肌肌肉活动。此时股直肌也会进行协同收缩参与膝关节的控制。
- 摆动相初期：股二头肌短头、缝匠肌和股薄肌的肌肉活动达到最大。因摆动相初期有髋关节的屈曲，所以膝关节屈曲无须过多的肌肉活动。
- 摆动相中期：膝关节受重力和惯性力而伸展。为了防止外力使膝关节过伸，股二头肌和腘绳肌也会进行协同收缩。
- 摆动相末期：准备迎接首次下肢触地时产生的冲击，股四头肌会开始收缩。腘绳肌的活动达到最大从而减缓大腿向前方的摆动。

踝关节

● 关节力矩

- 摆动相前期：在摆动相前期，踝关节跖屈力矩减小，足尖离地时几乎为 0。
- 摆动相初期：仅产生少量的背伸力矩。
- 摆动相中期：仅产生少量的背伸力矩。
- 摆动相末期：仅产生少量的背伸力矩并逐渐减小，下一次下肢首次触地时为 0。

● 肌肉活动

- 摆动相前期：小腿三头肌的肌肉活动止于摆动相前期的初始阶段。此时承重会快速移动至对侧下肢，受惯性力的影响，踝关节的跖屈仍会继续。摆动相前期的后半段，踝关节背伸肌群会开始收缩，为迈步做准备。

- 摆动相初期：踝关节背伸肌群会持续收缩。特别是摆动相初期的后半段，趾长伸肌、姆长伸肌的肌肉活动会达到最大值。
- 摆动相中期：踝关节背伸肌群会持续收缩。
- 摆动相末期：踝关节背伸肌群会持续收缩。

足部

- ⬤ **关节力矩**：摆动相前期外力对足部产生的内翻力矩会减小至 0 并维持至整个摆动相结束。
- ⬤ **肌肉活动**：趾伸肌群会持续收缩至整个摆动相结束。

躯干

在一个步行周期当中，躯干在水平面上产生的旋转角度约为 5°。躯干的旋转主要表现为上肢的摆动，且方向与骨盆的旋转方向相反。虽然我们能观察到明显的上肢摆动，但躯干的分节段旋转非常细微，不管是从矢状面还是从冠状面进行观察都看似保持直立。

- ⬤ **肌肉活动**
- 腹部肌群：腹内斜肌与腹外斜肌在整个步行周期中均有轻微的收缩。腹直肌则于两侧下肢的摆动相中期和摆动相末期活动。
- 背部肌群：在承重反应期，棘间肌、横突间肌等背部深层肌肉和旋转肌群为提高躯干的稳定性而收缩。在摆动相，当承重移至对侧下肢时，同侧的竖脊肌群会收缩。

8　步态讨论

人是如何行走的？理解这一问题的本质及其机制，对于治疗步行障碍是不可欠缺的。第 3 章的案例学习部分会对分析和讨论的案例进行具体解说。分析是推理原因及其机制的过程，这一阶段不完全需要科学根据，可自由发挥想象并进行思考。在下一步的讨论阶段，需要以科学的依据（论文或者教科书）为基础反复斟酌分析的内容。如果能用上文所述的各种动作机制进行分析，并解释存在的问题以及讨论总结就再好不过了。

■ 参考文献

1 ）「Biomechanics and Motor Control of Human Movement 3rd ed.」(Winter D)，Wiley，2005
2 ）「Clinical Gait Analysis：theory and practice」(Kirtley C)，Churchill Livingstone，2006
3 ）「Gait Analysis：Normal and Pathological Function 2nd ed.」(Perry J & Burnfield JM)，Slack，2010
4 ）Murray MP：Gait as total pattern of the movement.
5 ）「Gait Analysis：an introduction 3rd ed.」(Whittle MW)，Butterworth Heinemann，2002
6 ）「Observational Gait Analysis Handbook」(Rancho Los Amigos National Rehabilitation Center)，Los Amigos Research and Education Institute，2001

Am J Phys Med，46：290-333，1967

■ 推荐阅读

1 ）「関節モーメントによる歩行分析」(臨床歩行分析研究会 / 編)，医歯薬出版，1997
⇒関節モーメントの意味を理解するうえでの最良の一冊．後半は臨床応用についても解説されている．

2 ）「歩き始めと歩行の分析」(江原義弘，山本澄子 / 著)，医歯薬出版，2002
⇒CD-ROM を使った歩行のメカニズムの解説書．重心と COP の意味が理解しやすい．

第2章

异常动作的检查要点

前一章对观察、分析正常动作的步骤进行了阐述。在异常动作中，步骤也是一样的。但是在步态分析中，需要理解许多术语和现象，本章将对步行周期和必要的功能进行重新整理。

1 吸收冲击、承重（首次触地、承重反应期）

1.1 正常的关节运动（图2-1-1，表2-1-1）

- **骨　盆**：从旋前 5° 位开始无变化。
- **髋关节**：从屈曲 20° 位开始无变化。
- **膝关节**：从屈曲 5° 位到屈曲 15° 位。
- **踝关节**：从 0° 到跖屈 5° 位。
- **足　趾**：从 0° 开始无变化。

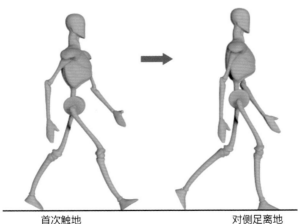

首次触地　　　　　　　对侧足离地

图 2-1-1　正常步行（首次触地→承重反应期）

表2-1-1　步行周期和关节角度

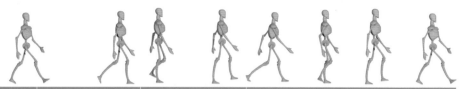

必要的功能	双支撑期		单支撑期		摆动相			
步行周期	首次触地	承重反应期	支撑相中期	支撑相后期	摆动相前期	摆动相初期	摆动相中期	摆动相后期
骨盆	5°旋前	5°旋前	0°	5°旋后	5°旋后	5°旋后	0°	5°旋前
髋关节	20°屈曲	20°屈曲	0°	20°伸展	10°伸展	15°屈曲	25°屈曲	20°屈曲
膝关节	5°屈曲	15°屈曲	5°屈曲	5°屈曲	40°屈曲	60°屈曲	25°屈曲	5°屈曲
踝关节	0°	5°跖屈	5°背伸	10°背伸	15°跖屈	5°跖屈	0°	0°
足趾	0°	0°	0°	30°背伸	60°背伸	0°	0°	0°

1.2 异常的关节运动

1 骨盆

- **过度后倾**：髋关节屈曲困难时，可以看到通过骨盆后倾使足部向前触地的代偿动作（如脑卒中导致的偏瘫）。

- **过度前倾**：由于髋关节伸展不足，在首次触地时出现明显的骨盆、躯干前倾，这个前倾位在单支撑相中一直持续着，这使对侧肢摆动变得困难（图2-1-2）。

- **旋前不足**：如果扩大步长会导致左右不稳定，那么步长自然会变短。因为骨盆旋转是一种扩大步长的方式，所以当步长变短时，骨盆旋转角度也会减小（图2-1-3）（如老年人、帕金森病患者）。

- **过度旋前**：如果左右不稳定，通过扩大步宽，来扩大支撑基底面。但是，由于很难扩大步长，所以可以看到试图通过骨盆旋转使足部向前接触地面的代偿动作（图2-1-4）（如老年人、帕金森病患者）。

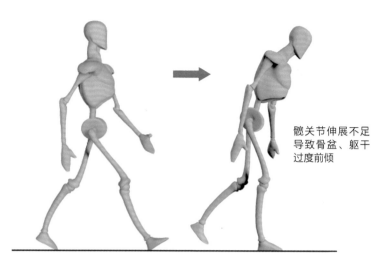

髋关节伸展不足
导致骨盆、躯干
过度前倾

图 2-1-2　骨盆、躯干过度前倾

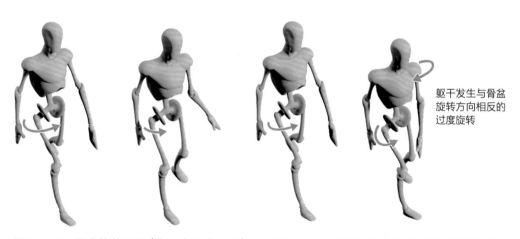

躯干发生与骨盆
旋转方向相反的
过度旋转

图 2-1-3　骨盆旋前不足（左图为正常步行）　　图 2-1-4　骨盆过度旋前（左图为正常步行）

2 髋关节

- **首次触地时屈曲不足**：这可能是因为髋关节屈曲的活动范围受限，当屈曲 20° 困难时，那么站起动作会变得更加困难，这是罕见的临床病例。另外，髋关节的屈曲是由摆动相前期、摆动相初期的股四头肌、髂腰肌的肌肉收缩及髂腰韧带等髋关节前面的韧带弹力引起。摆动相前期、摆动相初期的髋关节运动也应该受到关注。

- **回缩**：髋关节过度屈曲后，向后拉伸，足部触地（图 2-1-5）。在正常步行时，髋关节一旦屈曲 25° 后，首次触地时则变为 20° 屈曲位。这是确保足部有足够的离地空间离地而不可缺少的运动。但是，在回缩的情况下，身体重心置于后方摆动的下肢上，像钟摆一样向后方运动。身体重心是否置于后方下肢上，可以从对侧下肢足跟离地的延迟情况来确认（如脑卒中导致的偏瘫）。

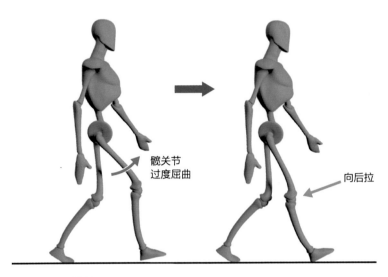

髋关节
过度屈曲

向后拉

图 2-1-5　回缩

- **过度外展**：被称为外展步态的现象。步行周期中，髋关节始终处于外展位。在左右方向不稳定时，增加步宽，扩大支撑基底面积，同时步长变小（如老年人、帕金森病患者）。另外，在摆动相摆动困难的情况下，髋关节处于外展位，通过骨盆的旋转来代偿下肢的摆动（如脑卒中导致的偏瘫）。大腿截肢后，因残肢和腔内壁的尺寸不合适而引发疼痛，有时会通过髋关节外展位行走而出现逃避性跛行。

- **过度内收**：步长变窄是由于髋关节内收肌的肌张力高或肌肉短缩（如脑瘫、髋关节骨关节病）。在脊髓性颈椎病患者中，部分患者由于存在足底感觉迟钝或感觉缺失而形成髋关节内收位，此外，部分患者髋关节屈曲、内旋，从前面观察类似内收，需要注意。

- **过度外旋或内旋**：在髋关节屈曲位时，下肢的重量作为外力使旋转方向的旋转力矩增大（图 2-1-6）。在正常步行的承重反应期，髋关节保持轻度外旋位。作为最大外旋肌的臀大肌及作为内旋肌的臀中肌、臀小肌，需要同时收缩。如果它们功能不足，会导致髋关节过度外旋或内旋。特别是，髋关节屈曲、内旋位被称为内侧塌陷（图 2-1-7）。

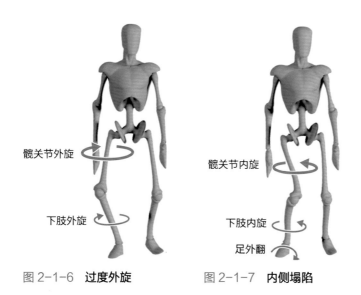

髋关节外旋

下肢外旋

图 2-1-6　**过度外旋**

髋关节内旋

下肢内旋

足外翻

图 2-1-7　**内侧塌陷**

❸ 膝关节

● **打软腿、过度屈曲**：是指首次触地膝关节已经屈曲或膝关节以伸展位触地时，紧接着快速急剧屈曲或立即屈曲。快速急剧屈曲在假肢矫形器领域被称为膝关节塌陷，在骨科领域被称为打软腿。立即屈曲时，股后肌群缩短是限制膝关节伸展的原因之一。另外，后面提到的鸭步状态时，在首次触地时膝关节也会屈曲。打软腿多因承重反应期膝关节伸展力量不足。另外，在膝骨关节炎等病变中，则是由于关节本身结构的改变而产生不稳定性。在正常步行中，足跟触地的同时，踝关节跖屈，承受负重。这种踝关节跖屈功能受损（如踝关节内固定术、佩戴矫形器）将迫使小腿前倾，膝关节屈曲（图 2-1-8）。

● **关节动摇、摆动**：关节的稳定性不仅受外力（重力、地面反作用力）和内力（肌力）的平衡情况影响。外力的大小和方向在不断变化，为了平衡，原动肌、拮抗肌、协同肌同时收缩。在正常步行中，从摆动相末期开始股四头肌和股后肌群同时收缩。膝关节不稳的原因，除了膝关节伸展力量不足之外，还存在同时收缩能力不足的情况。

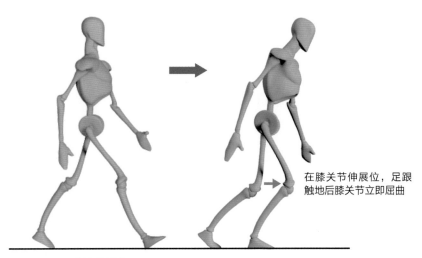

在膝关节伸展位，足跟
触地后膝关节立即屈曲

图2-1-8　膝关节屈曲

- **膝过伸、膝反张**：由于以足跟为支点的旋转增加是一种与以踝关节为支点的旋转运动相反的运动，从而出现膝反张。在正常步行中的承重反应期，小腿前倾，与此相对，首次触地后，小腿后倾时，与前倾的大腿形成膝关节过伸状态。主要原因是小腿三头肌的肌张力高。在这种情况下，首次触地往往是前足部触地和全足底触地（图2-1-9）。另外，股四头肌的肌力不足或肌张力高也会导致膝过伸。股四头肌肌力不足时，可以通过把上半身的重心前移至膝关节前方来锁定膝关节（图2-1-10）。同样的现象也出现在髋关节伸肌肌力不足的情况。

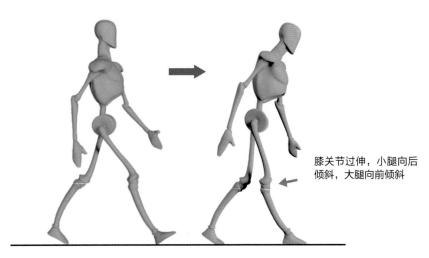

膝关节过伸，小腿向后
倾斜，大腿向前倾斜

图2-1-9　膝关节过伸

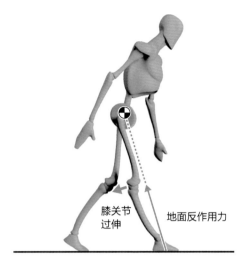

膝关节　　　　地面反作用力
过伸

图 2-1-10　通过把上半身的重心移至膝
关节前方来锁定膝关节

- **过度内翻和外翻**：正常步行中，首次触地后的内翻和外翻是通过髋关节内旋肌（臀中肌、臀小肌）和外旋肌（臀大肌）的同时收缩来控制的。因此，在发现过度外旋时，应怀疑臀中肌、臀小肌存在肌力不足。另外，出现过度内旋的情况时则怀疑臀大肌肌力不足。在髋关节内侧塌陷时也发现了过度膝内旋。

- **推力**：是表示关节不稳定性的用语，表示预承重期的急剧运动。外翻方向的横向推力在膝骨关节炎中经常出现。伸展推力与膝反张表达的意思相同，在日本膝反张一词更常用。

4　踝关节

- **首次触地时的背伸不足**：在正常步行中，踝关节从摆动后期到首次触地全程维持 0°，但是踝背伸肌肌力不足（如腓神经麻痹）或者跖屈肌高张力（如脑卒中导致的偏瘫）时，踝关节以 0° 位触地变得困难。按照跖屈程度由强到弱的顺序用 3 个用语来表示。

· **前足部触地**：足尖或前足部触地。

· **全足底触地**：全足底触地。

· **脚掌**：足跟接触地面后，踝关节紧接着跖屈，至全脚掌触地。

在前两种情况下，驱动身体向前的足跟滚动的功能会受到损害，也会对后续的髋关节和膝关节的运动产生影响。特别是在前足部触地后，踝关节运动会受到灵活性和跖屈肌高张力的影响。如果踝关节完全不灵活或跖屈肌高张力，则在支撑相不能全足底触地，而是以踝关节跖屈位，髋关节、膝关节屈曲位来进行单腿支撑（如脑瘫）（图2-1-11）。在踝关节灵活性差或者跖屈肌张力高导致被动活动困难的情况中，前足部触地后可以看到全足底触地（图2-1-12）。全足底触地时，踝关节为跖屈位，膝关节处于过伸位（图2-1-13）。

● **首次触地时的过度背伸**：首次触地时踝关节0°位异常，呈现出踝背伸，虽然没有步行功能优点，但在正常人中偶尔可见。在跖屈肌肌力不足（如胫骨

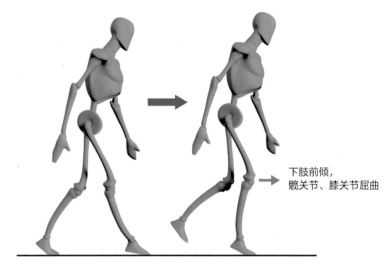

下肢前倾，
髋关节、膝关节屈曲

图2-1-11　单支撑期前足部触地后的踝关节跖屈位，髋关节、膝关节屈曲位

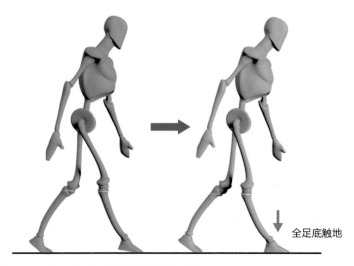

全足底触地

图2-1-12　前足部触地后的全足底触地

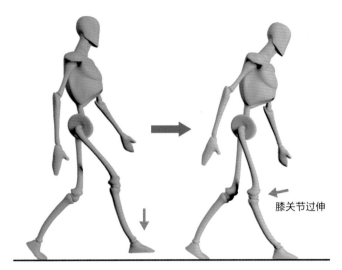

图 2-1-13　全足底触地时膝关节过伸

神经损伤、脊柱裂）引起的足跟步行中，足底在支撑相不接触地面，呈现所
谓的"足跟行走"。

5 足趾

● **足趾向上**：首次触地时踝关节背伸肌的原动肌是胫骨前肌。在胫骨前肌
肌力不足时，作为协同肌的趾长伸肌、蹈长伸肌收缩，导致足趾过度背伸
（图 2-1-14）。

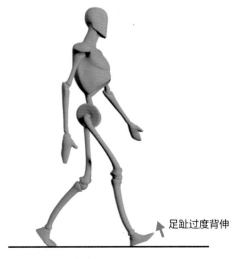

图 2-1-14　向上

2 单腿支撑（支撑相中期、支撑相末期）

2.1 正常的关节运动（图 2-1-15，表 2-1-1）

- 骨　盆：从 5° 旋前位到 5° 旋后位。
- 髋关节：从 20° 屈曲位到 20° 伸展位。
- 膝关节：从 15° 屈曲位到 5° 屈曲位。
- 踝关节：从 5° 跖屈位到 10° 背伸位。
- 足　趾：从 0° 到 30° 背伸位。

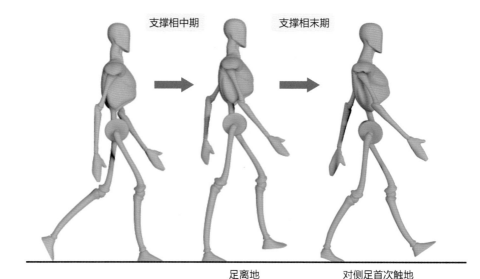

图 2-1-15　正常步行（支撑相中期→支撑相末期）

2.2 异常的关节运动

1 骨盆

- **向摆动侧的倾斜**：与髋关节疾病中经常出现的特伦德伦堡步态同义。原因可以认为是臀中肌的肌力不足、内收肌的缩短（如退行性髋关节炎）（图 2-1-16）。

另外，在大腿截肢的例子中可以看到类似的现象，这是因摆动侧下肢的臀中肌或大腿筋膜的缩短所致。

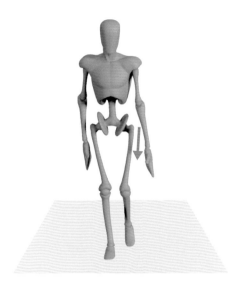

图 2-1-16　**骨盆向摆动侧倾斜**

- **向躯干、骨盆的支撑侧的倾斜**：与髋关节疾病中经常出现的杜兴步态同义。原因与骨盆向摆动侧的倾斜相同。原因相同而表现不同（代偿）的动作是因为障碍程度不同。这里使用有名的鲍威尔天秤（图 2-1-17）进行解说，正常步行中的单支撑期的骨盆能维持水平位，是由支撑肢的臀中肌产生的关节力矩和躯干 + 摆动腿的质量引起的外力力矩平衡所致。另一方面，在髋关节骨关节病病例中，由于臀中肌的肌力不足，骨盆向摆动侧倾斜，从而对臀中肌、大腿筋膜施加张力，与外力进行平衡。并且，臀中肌的输出力量不足时，即使骨盆向摆动侧倾斜也无法维持平衡，而试图通过将最重的躯干移动到支撑侧来减小外力。这就是存在不同代偿动作的原因。另外，在髋关节骨关节病病例中，为了避免髋关节内侧疼痛，患者有时也会将躯干、骨盆向支撑侧倾斜。

- **过度前倾**：如果伸髋能力不足导致预承重期骨盆、躯干前倾，则在单支撑期这种情况也会出现。

- **后倾不足**：正常步行时的后倾是由对侧下肢摆动引起的被动运动。因此，对侧下肢摆动困难的原因（支撑相末期的伸髋能力不足、踝关节跖屈肌肌力不足等）也是支撑侧骨盆后倾不足的原因。

- **过度后倾**：对侧（即摆动侧）骨盆过度前倾，导致支撑侧骨盆过度后倾。这种

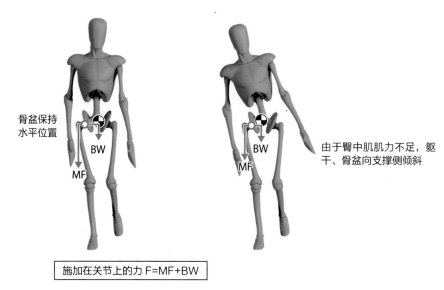

骨盆保持
水平位置

BW

MF

由于臀中肌肌力不足，躯
干、骨盆向支撑侧倾斜

BW

MF

施加在关节上的力 F=MF+BW

图 2-1-17　躯干、骨盆向支撑侧倾斜和 Powells 天秤（左图为正常步行）
BW：体重；MF：外展肌力

现象常出现在老年人和帕金森病患者中，他们在左右方向上不稳定，并且走路步伐较大。

2 髋关节

● **伸展不足**：正常步行中的支撑相中期、支撑相末期的髋关节伸展是由于对侧下肢摆动而产生的被动运动。因此，伸展不足的原因是对侧下肢摆动的问题，或者，由于摆动使单脚支撑变得困难。例如，在髋关节伸展时由于股直肌、髂腰肌、内收肌的力量不足也可能抑制髋关节的伸展运动。另外，膝关节伸展、踝关节背伸受限也可能造成髋关节伸展不足（图 2-1-18）。或者如果在承重反应期髋关节屈曲并且躯干前倾，则很难在接下来的单支撑期使髋关节伸展。

以下 3 种情况是由与预承重期相同的原因而引起的异常运动。

· 过度外展。

· 过度内收。

· 过度外旋 / 内旋。

3 膝关节

● **过度屈曲**：由与预承重期相同的原因引起的异常运动（图 2-1-8）。

● **过度伸展、膝反张**：由与预承重期相同的原因引起的异常运动（图 2-1-9、2-1-10）。

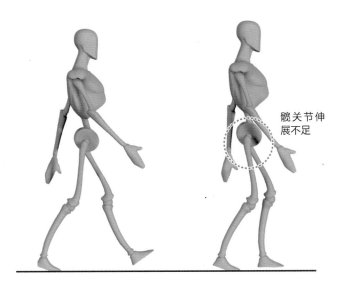

髋关节伸展不足

图 2-1-18 膝关节伸展、踝关节背伸受限也是髋关节伸展不足的原因（左图为正常步行）

4 踝关节

● **过早足跟离地**：正常步行时，在单支撑期中，通过小腿三头肌的肌力控制踝关节到 10° 背伸位来驱动躯干和摆动肢体前进。在小腿三头肌张力高的病例中，由于控制背伸变得很困难，所以在单支撑期中有时会发生踝关节的跖屈、足跟离地。在这样的病例中，预承重期常表现为跖屈位，前足部触地或者全足底触地（如脑瘫、肌营养不良症）（图 2-1-11）。

● **足跟离地延迟**：即使在正常步行中，支撑相末期也是特殊阶段。此期只以前足的内侧支撑身体，控制一定的步长，而且不能使髋关节、膝关节出现较大的肌张力，即可以继续利用对侧肢承受负荷的惯性力来维持身体平衡。这一阶段在摆动中对侧肢髋关节屈曲最多，要求髋关节、膝关节伸展，踝关节背伸。因此，只要髋关节、膝关节、踝关节任一关节活动度不足，足跟离地都会延迟，身体重心会留在后方（如脑卒中偏瘫、退行性膝关节炎）（图 2-1-19）。相反，对侧肢摆动不充分时也会发生足跟离地延迟。因为除了对侧肢摆动的问题，还应考虑到支撑肢可能存在支持不足。

● **伸展**：为了防止摆动中的下肢被支撑肢绊住，表现出踝关节过度跖屈（如脊髓灰质炎后遗症）（图 2-1-20）。

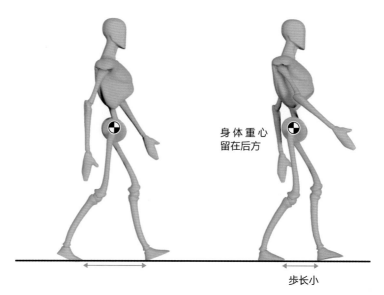

图 2-1-19　足跟离地延迟（左图为正常步行）

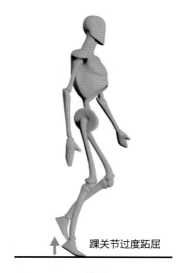

图 2-1-20　伸展

5 足趾

● **锤状趾、爪状趾**：即使在正常步行中，支撑相末期跖趾关节屈曲，足底屈肌产生张力。但在脑卒中导致的偏瘫等患者中，由于趾长屈肌、姆长屈肌等肌群的肌张力高，会发生足趾过度屈曲。经常有伴随小趾内翻或因负重疼痛而难以步行的病例。爪状趾近侧趾间关节、远侧趾间关节同时屈曲，与此相对，锤状趾显示近侧趾间关节屈曲、远侧趾间关节伸展。锤状趾是类风湿关节炎等关节受累表现之一，并不仅限于步行异常。类风湿关节炎中也存在爪状趾的情况，跖趾关节经常过度伸展。

3　下肢摆动相（摆动相前期、摆动相初期、摆动相中期、摆动相末期）

3.1 正常的关节运动（图 2-1-21，表 2-1-1）

- **骨　盆**：从后倾 5° 位到前倾 5° 位。
- **髋关节**：从 20° 伸展位经摆动相中期屈曲 25° 后，变为 20° 屈曲位。
- **膝关节**：从 5° 屈曲位经摆动相初期屈曲 60° 后，变为 5° 屈曲位。
- **踝关节**：从 10° 背伸位经摆动相前期 15° 跖屈后，变为 0°。
- **足　趾**：从 30° 背伸位经摆动相前期 60° 背伸后，变为 0°。

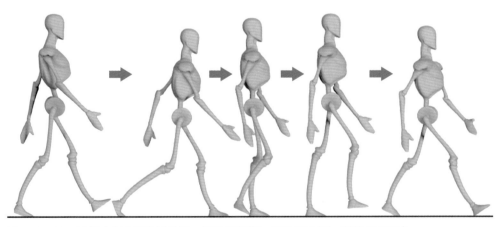

图 2-1-21　正常步行（摆动相前期→摆动相初期→摆动相中期→摆动相末期）

3.2 异常的关节运动

1 骨盆

以下 3 项是髋关节屈曲不足的代偿方式，来防止出现摆动腿被绊住的运动。

- **过度抬高**：主要是腰方肌，腹内、外斜肌群起作用。·

- **过度后倾**：主要是对侧的臀大肌起作用。同时为了防止向后方跌倒，腹部肌群发挥作用。

- **过度旋前**：主要是腹内、外斜肌发挥作用。在这种情况下，同时在上肢向前方摆动或与躯干旋转方向同步摆动时，可以看到上肢摆动过度。

- **旋前不足**：由与预承重期相同的原因引起的异常运动。

2 髋关节

● **屈曲不足**：正常步行时下肢的摆动是由于摆动相前期股四头肌收缩和紧随其后的髂腰肌收缩引起的。股四头肌要有效地发挥作用，髋关节伸展和膝关节必须屈曲。因此，也应该关注对侧下肢的步长（如脑卒中导致的偏瘫）。

● **过度屈曲**：以髋关节过度屈曲来代偿踝关节背伸不足的步态称为**跨阈步态**（如腓总神经损伤）（图 2-1-22）。

以下两项为对髋关节、膝关节屈曲不足及踝关节背伸不足进行代偿，以防止摆动腿被卡住的运动。

- **划圈**：划圈运动是屈曲、伸展和内收、外展的复合运动，不会发生旋转，因此足部方向不变。但乍看之下，足部像在做划圈运动，方向也在改变，但却是由骨盆旋转引起的。也就是说，必须区分划圈运动是对侧髋关节的旋转还是由足部运动形成（如脑卒中导致的偏瘫）（图 2-1-23）。

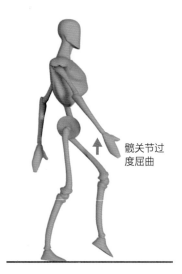

髋关节过度屈曲

图 2-1-22　跨阈步态

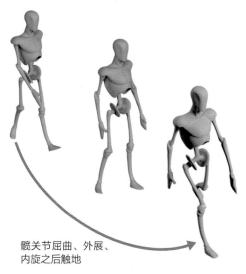

髋关节屈曲、外展、内旋之后触地

图 2-1-23　划圈

·过度外展

❸ 膝关节

- **过度屈曲**：正常步行中摆动相膝关节屈曲是由摆动相前期中的地面反作用力引发的被动运动，而股四头肌起着与此拮抗的作用。因此，如果股四头肌的肌力不足，可能会出现膝关节过度屈曲的情况。另外，即使在正常步行中，随着步行速度的增加，摆动相膝关节屈曲度也会增大。这是股二头肌单头的作用结果。

- **急剧的膝关节屈曲**：是与膝关节过度屈曲不同的现象。在承重反应期膝关节过度伸展的情况下，经常在对侧首次触地的同时发生急剧的膝关节屈曲。这是由于过度伸展引起的锁定偏离现象。

- **屈曲不足**：膝关节屈曲活动度受限。由于关节周围肌肉的挛缩（如退行性膝骨关节炎、类风湿关节炎）、股四头肌张力高（如脑卒中导致的偏瘫）等原因，膝关节运动时疼痛，会出现屈曲不足。在很多情况下，为了确保离地间隙，可以看到髋关节外展、骨盆上提等代偿运动。

❹ 踝关节，足趾

- **足下垂（足尖拖拽）**：摆动相的踝关节背伸力矩远小于承重反应期。但摆动相踝关节背伸肌也必须保持收缩。足下垂的代偿动作因原因不同会有不同的表现。腓总神经损伤等引起的弛缓性瘫痪患者，大多呈现跨阈步态。此外，在脑卒中导致的偏瘫等痉挛性瘫痪，由于髋关节、膝关节屈曲的控制也存在问题，所以可以看到划圈、外展、骨盆后倾等代偿表现。

■ 参考文献

1）「Observational Gait Analysis Handbook」（Rancho Los Amigos National Rehabilitation Center），Los Amigos Research and Education Institute, 2001

2）「観察による歩行分析」（Götz-Neumann K/著，月城慶一，他/訳），医学書院，2005

3）「Gait Analysis：an introduction 3rd ed.」（Whittle MW），Butterworth Heinemann, 2002

4）「Biomechanics and Motor Control of Human Movement 3rd ed.」（Winter D），Wiley, 2005

■ 推荐阅读

1）「臨床実習のための歩行分析トレーニングブック」（臨床歩行分析研究会/編），金原出版，2010
　⇒各疾患の歩行を CD-ROM で例示し，観察·分析のサンプルで学習できる.

2）「Clinical Gait Analysis：theory and practice」（Kirtley C），Churchill Livingstone, 2006
　⇒まさに歩行分析のバイブルといえる一冊. 特に筋電計測についての詳細な解説は有用.

案例研究

第 1 节　髋关节骨关节病

概述

1　疾病概要

髋关节骨关节病是由于髋关节的关节软骨变形、磨损而产生关节损伤，进而发生反应性骨质增生的疾病（图 3-1-1）。症状大多以运动和负重时腹股沟部和大腿前面的钝痛开始，缓慢进展。重症病例中，站立位负重时也会出现疼痛。病变可分为原因不明的原发性病变和原因明确的继发性病变两种。在日本，80%~90% 的髋关节骨关节病为继发性髋关节损伤。原发病变包括先天性髋关节脱位和髋臼形成不全、股骨头滑脱症及股骨头坏死。也就是说，髋臼形成不良越严重，脱臼越严重，故根据髋臼形成程度可有效预测脱臼情况。此外，关于 X 线检查参数和病期无关的报道也很多，髋关节骨关节病的进展与骨形态的关系目前尚无明确结论。

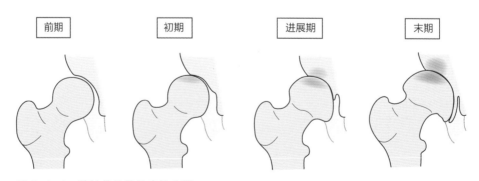

图 3-1-1　**髋关节骨关节病的分期**

吉村等根据大规模流行病学调查发现，日本重症髋关节骨关节病患病人数虽然比英国少，但髋臼形成不全的比例明显更高。另外，在与年龄的关系方面，很多研究显示，年龄越大病情越严重，20~35 岁病情进展缓慢，但 35~40 岁病情会迅速恶化。而且，始终从事负重工作的患者更多。也就是说，对于髋关节骨关节病的进展与年龄、日常生活和社会生活中的负重情况及髋关节的形态改变相关。

2　诊断和治疗的流程

髋关节骨关节病是根据运动时的髋关节痛和 X 线片检查结果有无变形来诊断，并根据 X 线片显示的关节变形程度分为 4 个阶段（表 3-1-1）。为了判断有无髋臼形成不良，在 X 线片上测量 CE 角（通过股骨头中心的垂线和连接了股骨头中心和髋臼外侧缘的线之间的成角）、Sharp 角（髋臼外侧缘和泪痕前端的连接线与两侧泪痕线的成角）和 AHI（股骨头内侧端到髋臼外侧端的距离除以股骨头横径的百分比）（图 3-1-2）。但这些变形程度与临床症状不一致的情况也有很多，治疗方案要根据变形状态及临床症状决定。

表 3-1-1　**髋关节骨关节病的分类和图像观察结果**

前期髋关节骨关节病	有髋臼形成不良，但没有骨变形
初期髋关节骨关节病	发生关节间隙变小，可见骨硬化
进展期髋关节骨关节病	伴随关节间隙的消失和骨变形，可见骨硬化和骨囊泡
末期髋关节骨关节病	关节面消失，可以看到明显的骨变形

治疗方案大致分为保守治疗和手术治疗。手术治疗分为人工关节置换术和截骨术。保守治疗的主体是物理治疗，通过以改善髋关节活动度和肌肉力量为主的运动疗法及以减轻疼痛为目的的物理治疗改善临床症状，其间习得使髋关节应力减轻的动作非常重要。手术治疗中，在考虑手术带来的创伤的基础上有必要尽早开始负重训练，预防术后关节挛缩和肌力下降。但各种截骨术与人工关节置换术相比，为了促进骨切除部分的骨愈合，有必要限制负重。考虑到在此期间存在肌肉力量下降和肌肉萎缩加剧，术前采取运动疗法很重要。此外，在截骨术中，由于保留了变形的关节，所以和保守治疗一样，须采用以减轻对髋关节施加应力为目的的运动疗法。

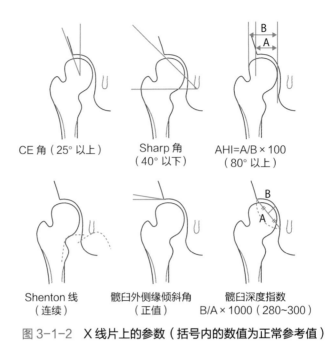

CE 角（25° 以上）　　Sharp 角　　AHI=A/B×100
　　　　　　　　　（40° 以下）　（80° 以上）

Shenton 线　　髋臼外侧缘倾斜角　　髋臼深度指数
（连续）　　　　（正值）　　　B/A×1000（280~300）

图 3-1-2　X 线片上的参数（括号内的数值为正常参考值）

总之，在物理治疗中，须采取运动疗法以避免髋关节应力集中。

3　本疾病引起的功能障碍

　　在日本，髋关节骨关节病多为以髋臼形成不良为代表的原发疾病导致的继发性髋关节骨关节病为主。在髋臼形成不良中，存在适合性良好和不良的情况。在适合性不良的病例中，存在导致髋臼缘部和关节唇的应力过度集中的情况。负荷模拟也显示，髋臼形成不良会导致髋臼上外缘的应力集中。西井等根据三维 MRI 数据测量分布在球面上的髋臼软骨的厚度，报告显示髋臼形成不良与正常髋臼相比上外缘较厚。80% 前期髋关节骨关节病、100% 初期髋关节骨关节病的病例存在断裂、剥离等关节唇损伤。由于这些原因，从前期髋关节骨关节病和初期髋关节骨关节病开始，形成关节构成体的关节唇和髋臼边缘的压力增强，引发疼痛和关节活动度受限及应力增加，进而导致软骨的变性及磨损（图 3-1-3）。髋关节骨关节病的特征是运动时疼痛，特别是动作开始时疼痛，初期随着运动的持续，疼痛会逐渐减弱。但如果病情继续进展，即使只是承重也会出现疼痛，也会有行走困难的情况。此外，为了提高稳定性，患者会出现腰椎前凸、骨盆前倾、髋关节屈曲与内收，导致髋屈肌和髋内收肌短缩，进而常出现髋关节伸展、外展活动度受限。

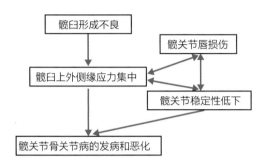

图 3-1-3 髋臼形成不全和髋关节骨关节病的发病机制

关于肌肉力量，髋关节外展肌肌力的降低成为问题。根据前泽的说法，从髋关节骨关节病前期阶段开始，髋外展肌的肌力就已经开始下降，但髋外展肌肌力和健康人大致相同的 40 多岁患者，其前期髋关节骨关节病、初期髋关节骨关节病肌力状态处于停滞状态，而有初期髋关节骨关节病的 50 多岁患者与健康人相比，髋外展肌肌力明显下降。另外，处于进展期或末期髋关节骨关节病的 40 多岁患者与健康人相比，髋外展肌肌力明显下降。也就是说，髋外展肌肌力的下降与病期的进展有关。但作为拮抗肌的髋内展肌不会出现明显的肌力下降。髋外展肌肌力下降的原因有：①先天性髋关节脱臼治疗后的遗留性亚脱臼；②大转子高位；③由于颈体角的异常等引起的力臂缩短和臀中肌的作用不全或由于疼痛等引起的髋关节周围肌肉萎缩，年龄的增加也被考虑在内。此外，据报道，髋关节骨关节病患者在用患侧站起时，髋内收肌活动比身体健康者提高了约 2.5 倍，通过使髋内收肌发挥作用，使骨头合力指向内侧，以稳定髋关节。也就是说，髋外展肌肌力下降可加剧髋关节内收肌缩短和退变的进展，引发严重的功能障碍。

4 康复治疗的概要

髋关节骨关节病的康复治疗根据骨科手术治疗的方案不同而异。在保守治疗中，主要是通过稳定髋关节来减轻疼痛及预防变形。髋关节骨关节病的进展与过度的活动及职业有关，在日常生活中，可针对避免过度的髋关节屈曲和适当搬运重物的方式进行指导。因此，虽然被认为活动性降低，但对于轻症病例，身体活动量可与同龄健康人保持相同水平。在前期髋关节骨关节病和初期髋关节骨关节病病例中，减少髋关节的压力维持状态下的活动性对于改善功能障碍同等重要。另外，在髋关节骨关节病病例中，由于骨盆前倾伴腰椎前凸的增加，也会发生腰痛（图3-1-4）。

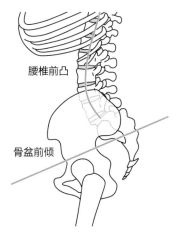

图 3-1-4　**骨盆前倾和腰椎前凸**

在截骨手术后，考虑术后身体功能的恶化以及减轻术后疼痛的目的，有必要采用运动疗法。为了修正髋关节相对位置进行截骨术后，在骨愈合前会限制负重。这期间会出现肌萎缩和关节活动度受限，将对允许全负荷后的步态和负荷时的疼痛产生影响，为了控制症状，有必要从术后早期开始进行干预。另外，伴有髋臼形成不良等先天性疾病者较多，在此类案例中，由于术前已存在慢性肌力下降和萎缩，导致髋关节功能低下。因此，与保守治疗一样，髋关节的稳定对保证髋关节功能也很重要。

在人工髋关节置换术中，考虑到手术创伤，进行康复治疗时应避免风险，以保证新的髋关节稳定性。特别是在由后方、后外侧入路进行的人工髋关节置换术，术后应避免过度的髋关节屈曲和髋关节内收内旋运动，同时需要注意脱袜子和剪趾甲的动作。此外，近年来增加的由前外侧入路进行的手术，术后脱臼风险有降低的倾向。另外，有报道称，在早期步行能力方面，前外侧入路手术效果也较良好。此外，深静脉血栓症是发生率较高的术后并发症 *。大部分患者无症状或者仅下肢有不同程度的肿胀，但很少因大腿附近发生血栓导致肺栓塞。因此，从术后不久开始下肢的运动训练，如踝关节背伸运动及踝泵运动等物理治疗来改善循环。高龄、既往有血栓病史、肥胖等都是危险因素，需要注意。

长期使用的人工髋关节有时会出现松弛。这是由于长期使用人工髋关节会引起人工关节材料超高分子聚乙烯的磨损，巨噬细胞吞噬这种物质后会产生各种细胞因子。部分细胞因子通过刺激破骨细胞，使髋关节周围发生骨溶解，从而发生松弛。因此，在进行稳定的髋关节运动的同时，不仅要确保采用避免应力集中的步态，还要在日常生活的活动性方面对患者加以指导。

> **＊1　深静脉血栓症**
>
> 　　深静脉血栓症（Deep Venous Thrombosis, DVT）是体内静脉中产生的血栓，引起疼痛和肿胀，且游离的血栓可导致肺栓塞。特别是，造成肺栓塞的 DVT 多发于下肢，一旦发病，就有 1/3 患者最终死亡。一般认为，相对于体表手术，脊柱手术的术后 DVT 发生风险约是其 4 倍，髋关节和四肢的风险约是其 4.8 倍。由于可自我感觉到下肢的紧满感、肿胀、颜色变化，也可感觉到自发性疼痛和运动时疼痛，所以在急性期有必要注意下肢的这些状况。特别是在膝关节伸展位，踝关节被动背伸出现小腿后侧疼痛时。这种检查被称为 Homans 征（直腿伸踝试验），且如果产生疼痛，则为阳性。血液生化检查的 D- 二聚体值大多上升到 10 μg/ml 以上，还可通过超声波和造影 CT 进行检查。DVT 的预防很重要，故在围术期可使用弹力袜、间歇空气压迫法、静脉踝泵等。

＊　　　＊　　　＊

病例　髋关节骨关节病

患者情况　20 多岁，保险业务员，女性，身高 155cm，体重 48kg。诊断为左侧髋臼形成不良、左侧髋关节骨关节病。主诉为步行中或保持坐位时腹股沟部疼痛，由于工作的原因，每天需要连续步行 30 分钟左右。

现病史　两年多前开始，在工作时出现左腹股沟部疼痛。第二天早上疼痛消失，所以未去医疗机构就诊。最近，除了上班行走时，坐一小时左右腹股沟疼痛就会出现，站起后不能顺畅移动，于是到骨科就诊。X 线片显示，左侧髋臼形成不良，诊断为初期髋关节骨关节病，选择以康复训练为主的保守疗法。

1　姿势、动作的观察、分析和讨论

1.1 卧位

1 仰卧位 观察 （图 3-1-5）

在仰卧位，左侧骨盆上提。另外，骨盆前倾、腰椎前凸增加。

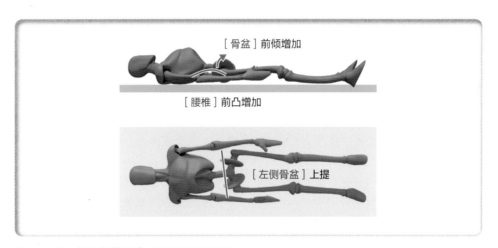

[骨盆]前倾增加

[腰椎]前凸增加

[左侧骨盆]上提

图 3-1-5　仰卧位的观察（髋关节骨关节病）

2 仰卧位 分析

骨盆前倾、腰椎前凸增加。一般来说，仰卧位时由于重力作用，骨盆后倾，腰椎前凸减轻。患者骨盆前倾、腰椎前凸在仰卧位时未减小，可以推测出现了髋关节屈肌短缩和腰椎屈曲活动度受限。另外，左侧骨盆上提，徒手调整其左右高度差，左侧髋关节发生内收。这是为了代偿髋关节内收肌紧张而导致髋关节内收位（图 3-1-6）。

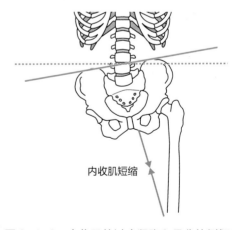

内收肌短缩

图 3-1-6　内收肌的过度紧张和骨盆的侧倾
如果发生内收肌短缩，不仅患侧髋关节内收，对侧骨盆也会倾斜

1.2 站立位

1 站立位 观察 （图 3-1-7）

站立位时，左髋关节内旋增加，骨盆前倾、腰椎前凸增加。双侧膝关节过伸，左足为外翻扁平足。

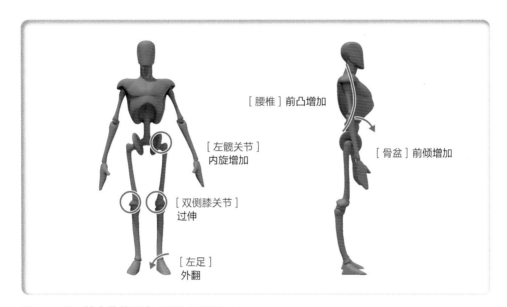

[腰椎] 前凸增加

[骨盆] 前倾增加

[左髋关节] 内旋增加

[双侧膝关节] 过伸

[左足] 外翻

图 3-1-7　**站立位的观察**（髋关节骨关节病）

2 站立位 分析

站立位时骨盆前倾，左髋关节内旋增加。因此，身体重心前移。此外，左髋关节内旋增加，外翻扁平足，增加了左足内侧的接地面积。

3 仰卧位、站立位 讨论

仰卧位和站立位的骨盆前倾和腰椎前凸都有增加。骨盆前倾、腰椎前凸增加使髋关节变成屈曲位。同时，左髋关节呈内旋位。髋关节的屈曲、内收、内旋可以提高股骨头的覆盖率。由于髋臼形成不良，稳定性下降，所以为了提高髋关节的稳定性，可以考虑采用髋关节屈曲位。另外，由于处于固定体位，身体重心前移，地面反作用力通过膝关节中心的前方（图 3-1-8）。因此，外部膝伸展力矩作用导致双膝过伸位。另外，足部也出现外翻扁平足，足部内侧接地面增加，足部压力中心向内侧位移。

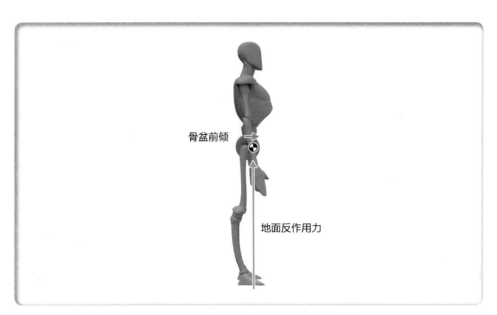

骨盆前倾

地面反作用力

图 3-1-8　**伴随骨盆前倾的重心前移**（髋关节骨关节病）
随着骨盆前倾，重心前移。地面反作用力的力线通过膝关节前方，产生外部膝关节伸展力矩

◢ 站立位下的躯干屈曲、伸展动作 观察

如果站立位做躯干屈曲动作，从胸椎屈曲、腰椎屈曲运动开始，接着产生髋关节屈曲运动并使骨盆前倾。在动作的最后阶段，髋关节屈曲运动不再加大，胸椎的屈曲运动变大（图 3-1-9）。

在躯干伸展动作中，患者上部胸椎伸展，但腰椎的伸展运动、骨盆的后倾、髋关节的伸展运动很少，左腰部发生疼痛（图 3-1-10）。

◢ 站立位下的躯干屈曲、伸展动作 分析

站立位的躯干屈曲是由于胸腰椎的屈曲伴随髋关节屈曲时，骨盆前倾而产生的。在正常的动作中，是从上位的脊柱屈曲，但在本病例中，虽然屈曲时也可以从上位的脊柱开始，但可以确认髋关节屈曲不充分，再次以胸椎屈曲作为代偿。

站立位的躯干伸展运动是由伴随髋关节伸展的骨盆后倾引发的。此后，依次伸展腰椎、胸椎。但伴随髋关节伸展的骨盆后倾和腰椎伸展运动减少，为了代偿而发生了胸椎的伸展运动。

◢ 单脚站立位 观察 （图 3-1-11）

在患侧支撑下的单脚站立位中，可以看到患者对侧骨盆下降。另外，躯干的侧向摆动也很强，骨盆、肩带不能维持在水平位。使用双杠做轻度支撑，进行单脚站

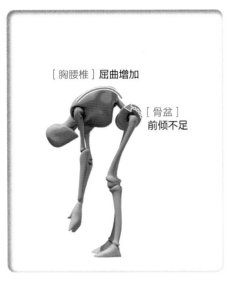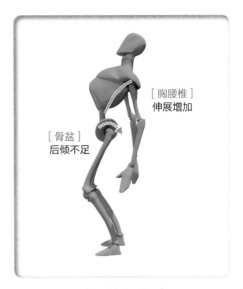

图 3-1-9　**躯干的屈曲运动**（髋关节骨关节病）　图 3-1-10　**躯干的伸展运动**（髋关节骨关节病）

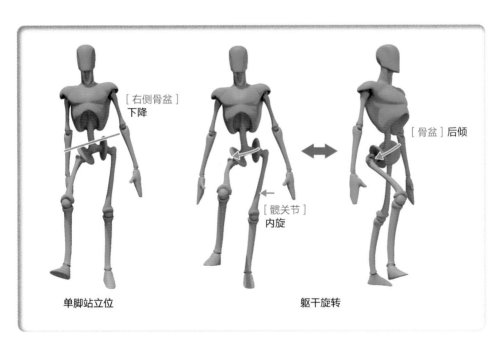

图 3-1-11　**单脚站立位和躯干旋转**（髋关节骨关节病）

立位的躯干旋转时，向支撑侧（左侧）旋转则骨盆的运动较少，以胸椎的左侧屈曲、左侧旋转作为代偿；向右侧旋转则伴随髋关节内旋，髋关节屈曲、内收增强，可以看到内侧塌陷。

▋7 单脚站立位 分析

在单脚站立位，为了保持患侧骨盆的水平位需要很强的髋关节外展扭矩（图3-1-12）。由于该外展扭矩不充分，所以本该上提侧骨盆反而会下降。此外，为了补偿骨盆侧倾，躯干会发生侧屈，因此会出现躯干的侧向摆动。

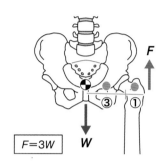

图 3-1-12 **单脚站立位的骨盆支撑**

在单脚站立位下，骨盆的支撑侧需要承担
相当于重心重量约 3 倍的髋关节外展扭矩

单脚站立位是在由足部构成的狭窄的支撑基面上，收纳身体重心内移，稳定性较低的体位。从这样的体位旋转质量较大的躯干，容易使身体重心脱离基底面，较难保持稳定。躯干为了向支撑侧旋转，需要骨盆也向支撑侧旋转，从而产生髋关节内旋运动。但是，像本病例那样难以引起骨盆旋转的病例，多是通过将躯干向支撑侧侧屈以移动躯干，将身体重心移入支撑基底面内。

另外，向非支撑侧旋转时，躯干相对于支撑肢向后侧移动。因此，需要很强的髋关节屈曲力矩（图3-1-12）。并且由于要求髋关节同时伸展和外旋，所以以髂腰肌为主的髋屈肌的离心收缩就变得很重要。本病例患者骨盆的运动幅度小，不能将身体重心后移。因此，髋关节也不能产生伸展、外旋运动，为了将身体重心收于支撑基底面内，加强髋关节屈曲、内收、内旋，在髋关节稳定性提高的体位下通过胸椎的活动性进行代偿而产生旋转动作。

▋8 站立位下的躯干屈曲、伸展运动，单脚站立位 讨论

进行站立位躯干屈曲、伸展运动时，骨盆的前、后倾运动很少，通常认为由胸椎的运动进行补偿。另外，单脚站立位的躯干旋转运动中，骨盆运动也不充分。站立位时的骨盆运动是相对于股骨的骨盆运动，是髋关节的运动。也就是说，本病例

站立位的骨盆运动较少也反映了髋关节的运动较少。

单脚站立位的特伦德伦堡步态表明髋关节外展扭矩下降。也就是说，由于髋关节肌肉力量不足，不能确保髋关节充分活动，使骨盆的运动受到限制。

2　步态的观察、分析和讨论

步态视频　髋关节骨关节病

矢状面（右）　矢状面（左）　冠状面　水平面

1 步态 观察

在首次触地中，迈步侧骨盆下降，髋关节屈曲、内收、内旋增加。在承重反应期，骨盆下降进一步增加，躯干向支撑侧侧倾。支撑相髋关节伸展较少，摆动相前期骨盆的左旋运动较大，髋关节外旋运动不足（图 3-1-13）。骨盆经常处于前倾位，旋转和侧倾的运动范围变大（图 3-1-14）。

2 步态 分析 （图 3-1-15）

本病例患者的步态特征有髋关节的活动性降低，骨盆的运动变大。在承重反应期，髋关节的屈曲变大，但髋关节的伸展力矩小。此时，膝关节伸展力矩和踝关节背伸力矩充分显现。也就是说，通过使骨盆前倾，身体重心前移，减少髋关节外部屈曲力矩，从而出现了髋关节内部伸展力矩。另外，在支撑相后期，髋关节屈曲力矩较少，但出现了膝关节伸展力矩、踝关节跖屈力矩。通过减小支撑相后期的髋关

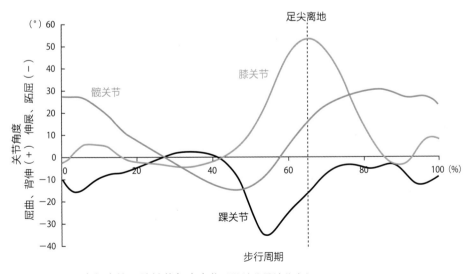

图 3-1-13　**步行中的下肢关节角度变化**（髋关节骨关节病）

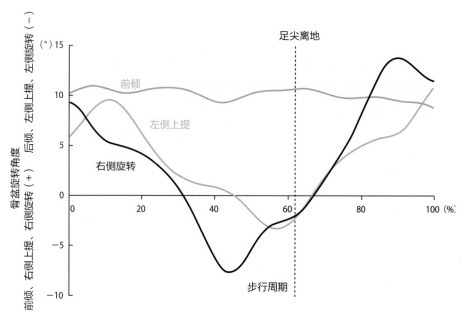

图 3-1-14　**步行中的骨盆旋转角度变化**（髋关节骨关节病）

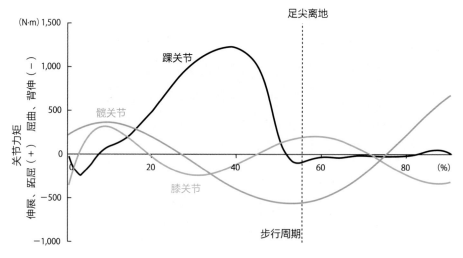

图 3-1-15　**步行中的下肢关节力矩**（髋关节骨关节病）

节伸展度，限制重心前移，导致髋关节外部伸展力矩减小，髋关节内部屈曲力矩也减小。为了代偿髋关节伸展运动，使髋关节内旋及骨盆左旋运动增加。

3 步态 讨论

考虑到年龄和步行速度等因素，患者的步行动作在现阶段可能存在一定的问题。如果继续这样的异常步态，髋关节的磨损和破坏会加剧，使髋关节骨关节病恶化。另外，髋关节活动性降低状态下的动作会加重腰部负荷，呈现髋－腰综合征[*2]，因此需要改善步态。髋关节骨关节病的步行特征：①特伦德伦堡步态；②髋关节活动性下降。

所谓特伦德伦堡步态是在患侧支撑相内，迈步侧的骨盆出现下降的现象（图3-1-16）。这被认为是由于髋关节外展扭矩下降所致。如果出现这种现象，在髋关节上，股骨头被髋臼覆盖的面积就会减小，相对于覆盖面积所施加的力（应力）就会增加。这种应力增加，关节软骨的磨损、破坏就会加重并引发问题。

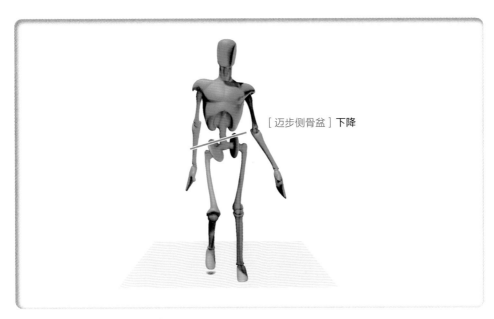

［迈步侧骨盆］下降

图 3-1-16　**特伦德伦堡步态**（髋关节骨关节病）

备忘录▷　***2　髋－腰综合征**

在负重关节中，某个关节的运动会影响其他关节的运动和体位。例如，有膝关节屈曲挛缩时，站立位下髋关节也容易出现屈曲。这种负重关节的功能不全会影响邻近关节。髋关节通过骨盆，与腰椎相连。因此，由于髋关节、腰椎或两者的功能不全，腰部和髋关节有时会疼痛。这被称为髋－腰综合征。在对导致髋关节骨关节病的人工关节置换术（THA）引起的腰痛的调查中发现，从中老年开始发病的髋关节骨关节病前期的老年患者出现骨盆前倾、腰椎前凸增加的情况有很多，随着 THA 的实施腰痛会慢慢消失。但是，对疾病后期的老年人，其特有的骨盆后倾、腰椎前凸消失的力线不良进一步发展，导致髋关节变形、疼痛加剧的病例也很多。据报道，实施 THA 后腰痛难以改善的病例很多。也就是说，对于髋关节骨关节病，有必要实施腰椎的力线评估、变形是否可逆、改变坐位和仰卧位姿势时的力线评估。

另外，髋关节活动性的降低，特别是髋关节伸展度的减少成为问题（图3-1-17）。Watelain等的研究显示，初期髋关节骨关节病的病例出现步行速度下降及髋关节伸展运动降低。另外，Silder等认为，如果存在髋关节挛缩，则支撑相后期的髋关节伸展运动受到限制。另外，Eitzen等报道称，在中度和重度病例中也存在步行速度下降，支撑相后期髋关节和膝关节伸展运动下降、髋关节屈曲力矩下降等现象。这种以髋关节伸展受限为代表的髋关节运动限制，将由骨盆的运动和膝关节及踝关节力量的产生和吸收来代偿。也就是说，在本病例中，为了代偿髋关节活动性的降低，骨盆的运动增大。

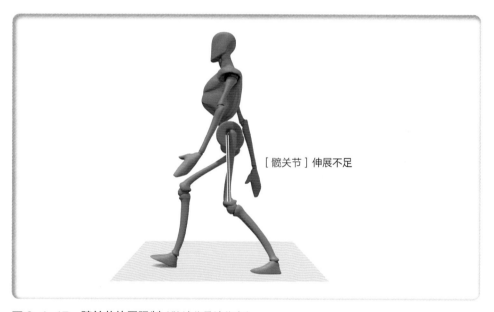

[髋关节] 伸展不足

图 3-1-17　髋关节伸展限制（髋关节骨关节病）

3　典型的动作异常和检查评估

本病例动作典型异常是患侧髋关节活动性减小。田岛等研究表明，腰椎变形越大的老年患者，前屈时腰椎活动度越小，髋关节骨关节病主要表现为髋关节屈曲。中老年人由于腰椎退变没有进展，主要是腰椎前凸，髋关节活动度较小。因此，髋关节骨关节病患者患病时间变长的话，腰椎负荷过度，且预计会引发腰痛和腰椎变形。

　　髋关节骨关节病的关节的伸展、内收外展、旋转的关节活动度受限，但屈曲活动度大多能维持。因此，有必要进行关节活动度检查。另外，由于髋臼撞击综合征（Femoral Acetabular Impingement，FAI）会造成髋关节盂唇的损伤，导致髋关节的稳定性降低，髋关节骨关节病则会进一步恶化。因此，对髋关节损伤进行"4"字试验非常重要（图 3-1-18）。考虑到骨盆前倾较大的情况及髂腰肌缩短等情况，托马斯试验（图 3-1-19）和能观察阔筋膜张肌缩短等情况的髂胫束试验（图 3-1-20）也很有用。

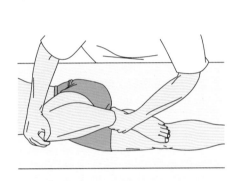

图 3-1-18　"4"字试验

检查者将患者髋关节屈曲、内旋到活动范围末端后，在屈曲 140°~70° 的范围内进行弧形被动内旋、外旋运动。如果出现不协调、疼痛等则为阳性

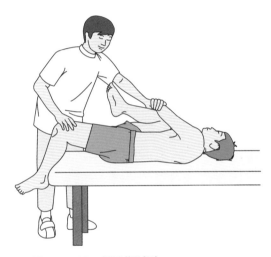

图 3-1-19　托马斯试验

这是评估髂腰肌短缩的检查。通过非检查侧的髋关节被动屈曲使骨盆保持在后倾位。检查侧髂腰肌发生短缩时，检查侧大腿从床上抬起

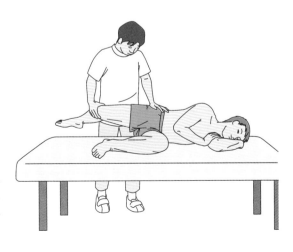

图 3-1-20　髂胫束试验

这是一种评估髂胫束短缩的检查。侧卧位，检查侧下肢处于上方，使下肢放松。此时，检查者要保持患者骨盆不发生下降。如果检查者撤去对患者下肢的支撑，在正常情况下，患者髋关节会发生内旋。但如果发生了髂胫束的短缩，则下肢不会下落

　　另外，由于髋关节外展扭矩降低而产生特伦德伦堡步态，因此有必要对髋关节外展肌进行肌肉力量（肌力）评估。髋关节骨关节病患者与健康人相比，支撑相后期髋关节外展肌的活动性高，虽然肌肉功能会下降，但据报道没有发现健侧和患侧有差异。也就是说，髋关节外展肌的肌肉力量不存在左右差异，而且有必要观察施加阻力检查时的稳定性。特伦德伦堡试验可观察单脚站立位下迈步侧骨盆的表现。另外，髋关节外展运动不仅需要臀中肌的力量，还需要起始阶段骨盆的稳定，因此需要稳定骨盆的腹斜肌和腹横肌发挥功能。对髋关节的稳定起作用的深层外旋肌和髂肌等的肌肉功能评估，有必要进行肌肉力量检查。

4　患者的必需能力是什么

　　可以通过治疗改善本病例现存的疼痛，但与此同时，有必要将未来髋关节骨关节病的恶化控制在最小限度并预防腰痛。

　　为了改善患者的疼痛，需要髋关节的稳定。像本病例一样，在髋臼形成不良状态下，缺乏骨性稳定结构，韧带和关节囊等的静态稳定化结构、通过肥厚等变化虽然提高了稳定性，但却牺牲了髋关节的活动性，产生髋关节挛缩。但是，韧带和关节囊的构成以胶原蛋白纤维为主，是延展性较低的组织。对于关节挛缩等情况，不仅是关节囊和韧带，肌肉组织的延展性也很重要。但是，由于与静态稳定化结构协同作用，即使肌肉的延展性提高了，在稳定性低时，髋关节也无法充分运动。故提高动态稳定化结构的功能很重要。

　　在对未来髋关节骨关节病的恶化及腰痛的预防中，以步行为首的负重位下的动作改善尤为重要。动作中的问题点是髋关节的活动性下降，但是单纯的关节活动度的获取不能提高髋关节的活动性。例如，在首次触地时，如果髋关节伸展力矩不能发挥，则不能扩大步长。同样，如果髋关节屈曲力矩不能发挥，则支撑相末期的髋关节伸展受到限制。另外，为了控制特伦德伦堡步态，产生髋关节外展扭矩，躯干肌群、髋关节外展肌群的肌肉力量很重要。正如被称为髋关节炎膝那样，有髋关节疾病的病例也会出现膝关节疼痛。Eitzen 等认为，中到重度的髋关节骨关节病患者与健康人相比，膝伸展肌等长收缩力下降，影响膝关节的负荷，导致膝关节变形。

5　恢复患者必需能力的治疗计划

对于本病例患者，治疗目的是在获得关节活动度的同时，提高髋关节肌肉的肌力并改善动作。

5.1 髋关节痛的治疗方法

髋关节骨关节病在保持站立位时和运动中多会产生腹股沟疼痛。另外，像本病例，髋关节伸展受限的情况很多。在肌肉持续收缩的状态下，肌肉血流受限，疼痛阈值下降（图 3-1-21）。髂腰肌附着在腹股沟部，它的挛缩是导致髋关节伸展受限的原因。因此，需要对髂腰肌挛缩和短缩进行放松和牵伸。但是，髂腰肌是在股骨前面走行的肌肉，也是提高髋关节前方稳定性的肌肉。因此，髂腰肌肌力下降，特别是在支撑相末期离心性收缩困难的状态下，即使进行牵伸和放松，也会出现再次僵硬。因此，推荐以在负重位引起髂腰肌的离心性收缩为目的后仰动作进行训练。此时，通过控制骨盆的旋转，可诱导伴随骨盆后倾的髋关节伸展运动。通过向后拉伸，髂腰肌在延伸的同时也会产生离心性收缩。

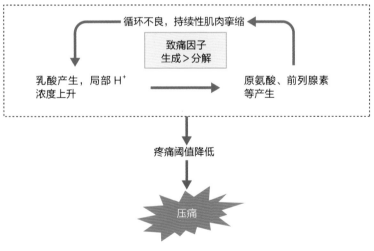

图 3-1-21　**压痛和挛缩的关系**

5.2 髋关节外展扭矩的改善

在髋关节骨关节病中，强化髋关节外展肌力量很重要。为了改善特伦德伦堡步态，需要髋关节外展肌做等长收缩。但是，笔者等报道，在步行的支撑相，臀中肌不是等长收缩，而是向心收缩。因此，为了改善步行中的特伦德伦堡步态，臀中肌的向心收缩训练可能有效。另外，髋关节骨关节病中发生了 II 型优势肌纤维萎缩，并观察到正常人的足跟触地后臀中肌快肌纤维的活动没有急剧上升。也就是说，不仅要强化臀中肌的力量，还要激发足跟触地后臀中肌的快肌纤维活动。对此，有报道称，通过有意识地进行足跟触地的步行，可提升臀中肌的快肌纤维的活动。

维持骨盆的稳定性不仅要强化臀中肌的力量，躯干屈肌群的力量强化训练也很重要。特别是迈步侧的腹内斜肌是，它限制骨盆下降的重要肌肉。除患侧外，也应注意健侧的肌肉活动，进行肌肉力量强化训练。实际上，患侧单桥训练能够促进健侧腹内斜肌的肌肉活动。

■ 参考文献

1）工藤慎太郎：変形性股関節症.「運動器疾患の「なぜ？」がわかる臨床解剖学」（工藤慎太郎／編著），pp108-119，医学書院，2012

2）Hasegawa Y, et al：The natural course of osteoarthritis of the hip due to subluxation or acetabular dysplasia. Arch Orthop Trauma Surg, 111：187-191, 1992

3）中村孝志，他：変形性股関節症の自然経過について—前および初期変股症を中心に—. Hip Jt, 15：65-70, 1989

4）二ノ宮節夫，他：成人における変形性股関節症の長期自然経過. Hip Jt, 15：34-38, 1989

5）斉藤 進，他：変形性股関節症の自然経過—20歳代以降の検討—. Hip Jt, 15：51-59, 1989

6）Danielsson LG：Incidence and prognosis of coxarthrosis. Acta Orthop Scand, 66：1-114, 1964

7）山添勝一，他：20歳以降の変形性股関節症における自然経過例のX線学的検討. Hip Jt, 15：71-75, 1989

8）桑本 將，他：前·初期股関節症の長期自然経過. 中国·四国整形外科学会雑誌，11：47-50, 1999

9）Yoshimura N, et al：Occupational lifting is associated with hip osteoarthritis：a Japanese case-control study. J Rheumatol, 27：434-440, 2000

10）稗田 寛，他：変形性股関節症の自然経過. Hip Jt, 3：81-87, 1977

11）帖佐悦男，他：Periacetabular osteotomy のX線学的検討—股関節AP像とFalse profile像を用い. Hip Jt, 22：387-390, 1996

12）Klaue K, et al：The acetabular rim syndrome. A clinical presentation of dysplasia of the hip. J Bone Joint Surg Br, 73：423-429, 1991

13）鳥取部光司，他：股関節臼蓋形成不全の応力解析における臼蓋縁形態の影響. 臨床バイオメカニクス，30：209-213, 2009

14）Nishii T, et al：Three-dimensional distribution of acetabular cartilage thickness in patients with hip dysplasia：a fully automated computational analysis of MR imaging. Osteoarthritis Cartilage, 12：650-657, 2004

15）坂本武郎，他：股関節臼蓋唇のMR arthrography. Hip Jt, 26：284-286, 2000

16）前沢克彦：健常者と変形性股関節症患者の股関節外転·内転筋力—女性例を対象とした比較検討—. リハビリテーション医学，34：105-112, 1997

17）原 好延：二次性変股症に対する運動療法に関する研究—とくにその形態と筋力からの検討—. 大阪市医学会雑誌，41：583-598, 1992

18）小野 玲，他：女性変形性股関節症患者における股関節機能障害，身体活動量，健康関連QOL—外来通院患者での検討—. 理学療法学，32：34-40, 2005

19）三谷 誠，他：人工股関節全置換術後の脱臼例の検討. 臨床整形外科，35：1317-1322, 2000

20）仁枝祐一，他：人工骨頭置換術における前外側進入法の有用性—後外側進入法との比較検討. 臨床整形外科，48：297-300, 2013

21）Watelain E, et al：Pelvic and lower limb compensatory actions of subjects in an early stage of hip osteoarthritis. Arch Phys Med Rehabil, 82：1705-1711, 2001

22）Silder A, et al：Active and passive contributions to joint kinetics during walking in older adults. J Biomech, 41：1520-1527, 2008

23）Eitzen I, et al：Sagittal plane gait characteristics in hip osteoarthritis patients with mild to moderate symptoms compared to healthy controls：a cross-sectional study. BMC Musculoskelet Disord, 13：258, 2012

24）田島智徳, 他：Hip-Spine Syndrome（第 10 報）~ 変形性股関節症患者における股関節と腰椎の可動域の関係 ~. 整形外科と災害外科, 56：626-629, 2007

25）井上 一, 他：変形性股関節症（股関節 OA）.「変形性関節症の診かたと治療」（尾崎敏文, 西田圭一郎 / 編, 井上 一 / 監）, pp71-75, 医学書院, 1994

26）Sims KJ, et al：Investigation of hip abductor activation in subjects with clinical unilateral hip osteoarthritis. Ann Rheum Dis, 61：687-692, 2002

27）工藤慎太郎：変形性股関節症.「運動療法の「なぜ？」がわかる超音波解剖」（工藤慎太郎 / 編著）, pp112-125, 医学書院, 2014

28）加藤 浩, 他：変形性股関節症患者における中殿筋の組織学的特徴. 国立大学理学療法士学会誌, 23：59-61, 2001

29）石田和人, 他：変形性股関節症における股関節外転筋の筋電図周波数特性. 理学療法学, 25：450-455, 1998

30）加藤 浩, 他：歩行解析における股関節中殿筋の質的評価の試み―wavelet 変換による動的周波数解析. 理学療法学, 26：179-186, 1999

31）加藤 浩, 他：股関節疾患患者における股関節中殿筋の組織学的・筋電図学的特徴―筋線維タイプと筋電図パワースペクトルとの関係. 理学療法学, 29：178-184, 2002

32）加藤 浩：術後股関節疾患患者に対する踵接地を意識させた歩行訓練が股関節外転筋活動に及ぼす影響―表面筋電図による積分筋電図及び wavelet 周波数解析―. 理学療法科学, 27：479-483, 2012

33）前沢智美, 他：片脚ブリッジ時における挙上側・支持側の内腹斜筋・腹横筋の観察―超音波画像診断装置を用いて―. 東海北陸理学療法学術大会誌, 29：205, 2013

34）川村和之：片麻痺.「運動療法の「なぜ？」がわかる超音波解剖」（工藤慎太郎 / 編著）, pp98-111, 医学書院, 2014

35）森本忠嗣, 他：Hip-Spine Syndrome―人工股関節置換術施行例における腰痛の検討―. 整形外科と災害外科, 52：356-360, 2003

■ 推荐阅读

1）「極める変形性股関節症の理学療法」（斉藤秀之, 加藤 浩 / 編）, 文光堂, 2013
⇒病期ごとにアプローチを掲げ, 全身と股関節の関連からアプローチを考えられる.

2）「変形性関節症　何を考え, どう対処するか」（嶋田智明, 他 / 編）, 文光堂, 2008
⇒新人や実習生が臨床に臨むうえで必要な知識が載っている.

案例研究

第 2 节 膝骨关节炎

概述

1 疾病的概要

　　膝骨关节炎主要是由年龄相关的变性和软骨组织损伤引起，如果病情持续进展，则会影响日常活动。根据2009年在日本进行的一项调查，通过X线检查被诊断患有膝骨性关节炎的患者约有2400万人，说明该病在日本人中是非常常见的疾病，男女发病比例为1∶4，女性占多数。典型症状是膝关节疼痛、关节水肿、关节活动度受限、肌肉功能下降等，这些症状混合在一起可造成步态异常。

2 诊断和治疗的流程

　　代表性的诊断方法是在 X 线检查中使用 Kellgren-Lawrence 分类表（表 3-2-1），这是以正面图像为基础，根据胫骨关节间隙的狭窄程度、骨刺的形成程度、软骨下骨的硬化程度来判定严重程度的方法（图 3-2-1）。发病原因是膝关节本身的生理因素（原发）和其他原因（继发）。原发因素是激素平衡变化和关节软骨退化。继发因素是由于运动损伤和摔倒等引起的半月板损伤，因骨折引起的对位方式的变化，以及肌肉萎缩等，其他影响因素包括体重增加等。治疗方法分为保守治疗如药物治疗（内服和外用）以及手术治疗。

表 3-2-1　Kellgren-Lawrence 分类

0级	正常
1级	疑似关节间隙变窄，有轻度的骨刺形成
2级	有骨刺形成和轻度的关节间隙变窄
3级	中等程度，有多处骨刺形成，关节间隙变窄，伴软骨下骨硬化
4级	有大骨刺形成，重度关节间隙变窄，重度软骨下骨硬化

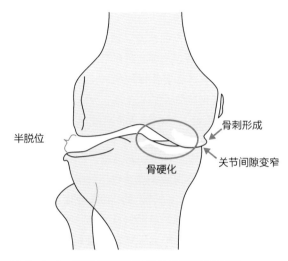

图 3-2-1　膝骨关节炎 X 线片可见的示意图

3　本疾病引起的功能障碍

　　膝骨关节炎引起的功能障碍由膝关节疼痛引起，因疼痛使关节活动困难，并且限制了屈伸运动的范围。此外，因膝关节疼痛，股四头肌的收缩被抑制。生活功能障碍是慢性膝关节疼痛伴行走障碍。继续发展会导致无法行走。因此，膝骨关节炎是需要长期护理的疾病。

4　康复治疗的概要

　　保守治疗包括以下内容。首先，通过药物减轻疼痛，同时通过主动、被动训练改善关节活动度、增加肌肉力量。物理治疗是通过使用热疗缓解疼痛，支具疗法则通过矫形鞋垫来改善下肢力线。

手术治疗包括保持软骨的高位胫骨截骨术与人工关节膝置换术。

＊　　　＊　　　＊

病例　膝骨关节炎

患者情况　女性，50 岁，身高 / 体重：155cm/53kg（BMI:22.1）。

主诉：膝关节内侧疼痛，疼痛逐年恶化。由于疼痛，站起、走路和爬楼都很困难，无法长距离行走。

需求：改善工作和生活中的行走。

诊断：双侧膝骨关节炎（Kellgren-Lawrence 分类为等级 4）。

现病史　大约 15 年前，双侧膝关节疼痛就诊。进行了保守治疗，包括关节穿刺和关节内注射营养软骨的营养素。配合足底矫形鞋垫，并进行股四头肌训练。没有使用拐杖。

个人、社会背景　职业：从事办公室工作。

家庭组成：与丈夫（60 岁）住在一起。

房屋结构：一栋两层的房屋，在一楼生活，洗手间、浴室和厨房在一楼，要把洗好的衣服晾到二楼阳台上，需要上下楼梯。二楼用作储物室，室内有一个门槛程度的高度差。

房屋周围的情况：位于市区，很少有斜坡。前往工作场所或超市骑自行车约 10 分钟。

发病关节：双膝（屈曲内翻变形）。

治疗情况　药物疗法：两膝各注射玻璃酸钠 8 次。

既往史：无。

1　姿势和动作的观察、分析和讨论

1.1 坐位

1 坐位 观察 （图 3-2-2）

头部和颈部伸展，躯干向前屈曲，略呈驼背状。骨盆后倾。双侧髋关节外展和外旋，胫骨外旋。

2 坐位 分析 讨论

因为患者膝关节屈曲时伴有疼痛，所以在坐下的过程中也会尽可能地不屈曲膝关节，坐下后也尽量不让膝关节屈曲。髋关节会随着膝关节内翻一起发生外展。骨盆倾斜角度也会随之改变（图 3-2-3）。另一方面，驼背也影响骨盆后倾，并且这种姿势由多个因素所致，不限于任何一个因素。

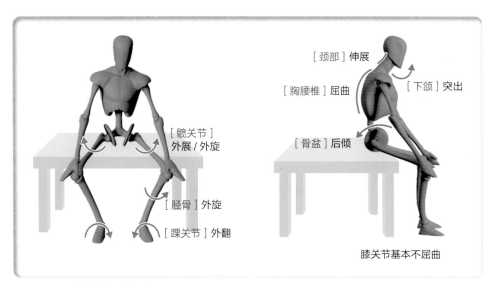

图 3-2-2　**坐位的观察**（膝骨关节炎）

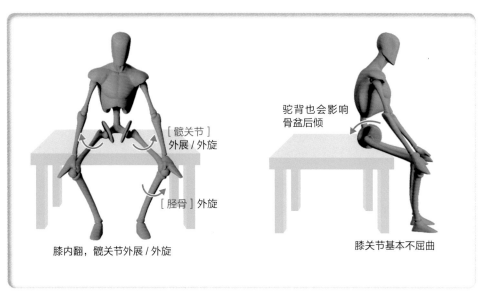

图 3-2-3　**坐位的分析和讨论**（膝骨关节炎）

1.2 站起

1 站起（屈曲相：坐位至臀部离床）观察

躯干向前倾斜，但膝关节屈曲程度很小。向后推膝站起。触摸疼痛强烈或受伤一侧的膝关节以站起来（图 3-2-4）。髋关节处于外展或外旋位。

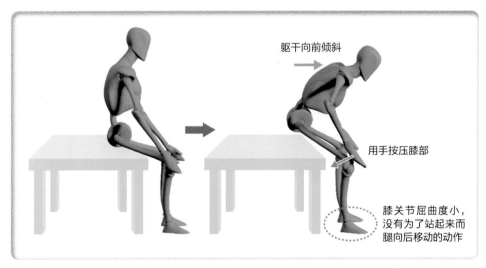

躯干向前倾斜

用手按压膝部

膝关节屈曲度小，没有为了站起来而腿向后移动的动作

图 3-2-4　**站起（屈曲相：坐位至臀部离床）的观察**（膝骨关节炎）

2 站起（屈曲相：坐位至臀部离床）分析 讨论

首先，为了臀部离床，重心需向前移动，通过髋关节外展和外旋使髋部屈曲和骨盆倾斜，从而使躯干更容易向前倾斜。

但是，由于疼痛，小腿不能向前倾斜，也不能岔开双足用力。因此，在日常生活中，应该将双手放在身体后方或床面上。如果想快速站起来，应该将躯干向前倾斜，然后将小腿向后推，双手按压膝部。这样可以减少股四头肌收缩并控制疼痛。通常膝关节的屈曲角度越大，膝部受的力就越大，并且还会引起更明显的疼痛。臀部从座椅上移开是这一过程中最困难的部分（图 3-2-5）。

3 站起（伸展相：臀部离床至站立位）观察

以膝关节为中心，将大腿和小腿向后拉伸。伸展膝关节时，躯干不能伸展且要保持前倾位。膝关节伸展完成后，躯干开始伸展，身体变为直立位（图 3-2-6）。座椅高度越低，站立起来就越困难，座椅高度越高，站立起来就越容易。

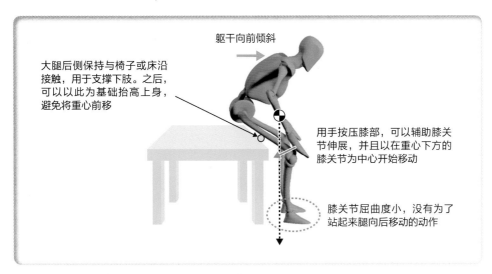

图 3-2-5　站起（屈曲相：坐位至臀部离床）的分析和讨论（膝骨关节炎）

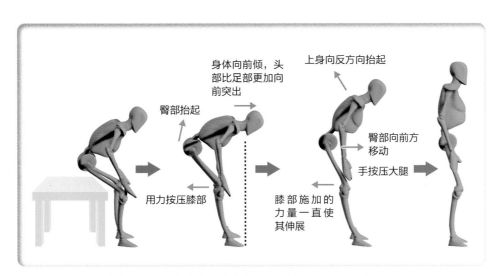

图 3-2-6　站起（伸展相：臀部离床至站立位）的观察（膝骨关节炎）

倾斜表示向前方移动

◢ 站起（伸展相：臀部离床至站立位）分析 讨论

股四头肌运动，膝关节处于屈曲位，不能岔开双腿用力。如果下肢处于紧张状态，膝关节疼痛会加剧。另外，即使此前没有疼痛，这一阶段也会诱发疼痛，因此在不增加肌肉张力的情况下使用预防性方法站起来时，不会发生疼痛（图 3-2-7）。

与攀登直立姿势的动作方式相同，用手自膝部一直支撑到大腿近端，直到抬高躯干为止，在股四头肌和臀大肌的辅助下站起是常见的代偿动作。

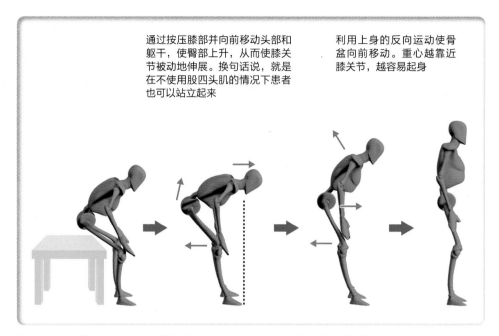

通过按压膝部并向前移动头部和躯干，使臀部上升，从而使膝关节被动地伸展。换句话说，就是在不使用股四头肌的情况下患者也可以站立起来

利用上身的反向运动使骨盆向前移动。重心越靠近膝关节，越容易起身

图 3-2-7　站起（伸展相：臀部离床至站立位）的分析和讨论（膝骨关节炎）

1.3 站立位

1 站立位 观察

与坐位时一样，头部和颈部伸展，躯干向前屈曲，身体略呈驼背状。骨盆后倾。膝关节屈曲，重心向后偏移。髋关节外展和外旋，膝关节内翻。内侧纵足弓降低（图3-2-8）。

2 站立位 分析 讨论

这是所谓的内侧膝骨关节炎的典型姿势，随着膝关节的屈曲和内翻，髋关节表现出轻微屈曲、外展和外旋，并且踝关节背伸、外展和外翻，导致内侧纵足弓高度降低。由于下肢力线变形而引起骨盆后倾，慢慢导致驼背（图3-2-9）。因此，重心与膝关节中心之间的距离在前、后、左、右变得越来越远，并且膝关节连续受到屈曲力和内翻力。尽管应该避免对关节内部施加压力，但站立位姿势会加剧内侧膝骨关节炎的恶化。

1.4 入座

1 入座 观察

首先，屈髋和躯干向前倾斜。将手放在膝部，立即将膝关节从伸展位置屈曲到适当的屈曲位置，然后停止。从那里开始，重心逐渐降低到后下方，与膝关节的屈

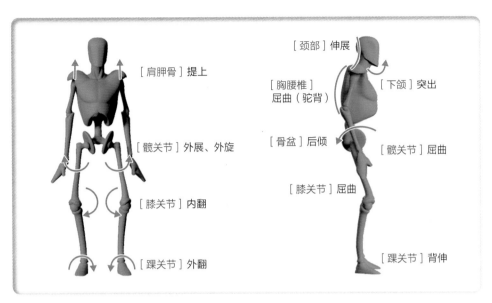

［颈部］伸展

［肩胛骨］提上

［胸腰椎］
屈曲（驼背）

［下颌］突出

［髋关节］外展、外旋

［骨盆］后倾

［髋关节］屈曲

［膝关节］内翻

［膝关节］屈曲

［踝关节］外翻

［踝关节］背伸

图 3-2-8　**站立位的观察**（膝骨关节炎）

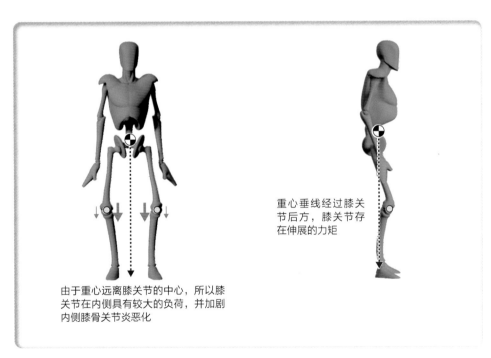

重心垂线经过膝关节后方，膝关节存在伸展的力矩

由于重心远离膝关节的中心，所以膝关节在内侧具有较大的负荷，并加剧内侧膝骨关节炎恶化

图 3-2-9　**站立位的分析和讨论**（膝骨关节炎）

曲程度相比，小腿的后倾更为明显，像臀部触地摔倒一样入座（图 3-2-10）。

2 入座 分析 讨论

与站起动作相反的动作，最关键的区别在于膝关节从伸展位转为屈曲位，过程

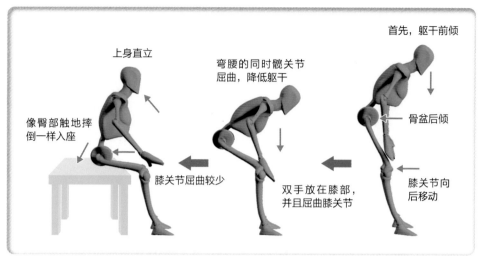

图 3-2-10　**入座的观察**（膝骨关节炎）

中会出现膝痛，或肌肉力量不足。因此，当疼痛发生后，或者疼痛发生时，提前将手放在膝部代替股四头肌的力量，用手按压住股四头肌。但是在坐下时，必须慢慢地降低重心，这需要膝关节的屈曲。但是，当屈曲膝关节使小腿向前倾斜的同时降低重心时，会引起剧烈的疼痛，此时，因疼痛避免屈曲膝关节时，重心的后移会使人像臀部触地摔倒一样入座（图 3-2-11）。

　　另外，也有不靠手支撑膝部，而是靠着支撑面或扶手来避开下肢的用力和膝关节

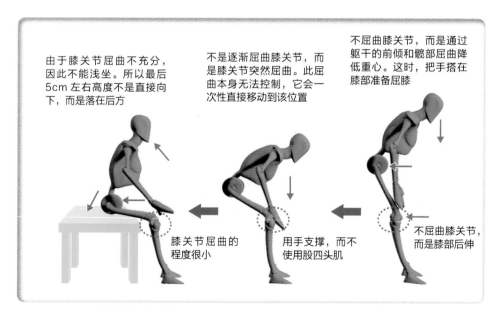

图 3-2-11　**入座的分析和讨论**（膝骨关节炎）

屈曲的情况。这种情况下，靠手支撑来避免下肢用力，从而不需要使用下肢的肌肉。此外，重心被向后拉到后下方，下肢不提供支撑，人还是会像臀部触地摔倒一样入座。

2 步态的观察、分析和讨论

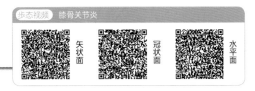

步态视频　膝骨关节炎

矢状面　冠状面　水平面

1 步态 观察 （图 3-2-12）

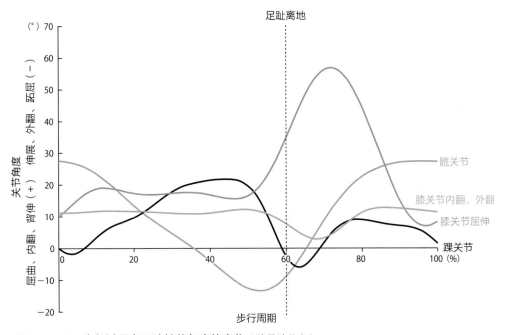

图 3-2-12　**步行过程中下肢关节角度的变化**（膝骨关节炎）

　　此病例左下肢是观察肢。步长和步频都较小，步速较慢。在整个步行周期中胸腰椎屈曲，并观察到骨盆后倾。最初左下肢与地面接触时，左侧膝关节几乎没有伸展。对侧下肢的髋关节伸展程度小，未见足跟离地（图 3-2-13）。在承重反应期，膝关节过分屈曲，并且也观察到了站立侧躯干侧凸（图 3-2-14）。另外，膝关节的横向推力急剧加重。在站起的中间阶段，上半身进一步向站立侧倾斜。膝关节保持内翻（图 3-2-15）。站姿结束时，躯干返回中间位置。左侧膝关节和髋关节几乎没有伸展，未观察到足跟离地，但观察到踝关节背伸角度增加（图 3-2-16）。在摆动相，膝关节几乎没有屈曲，髋关节处于外展和外旋状态（图 3-2-17）。

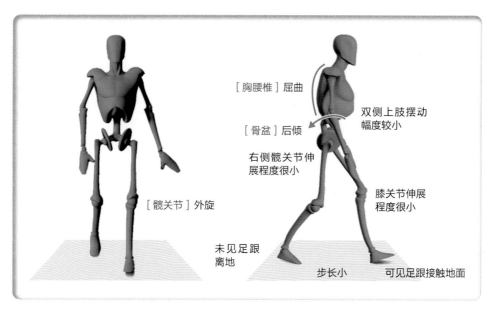

图 3-2-13　**首次触地（IC）的观察**（膝骨关节炎）

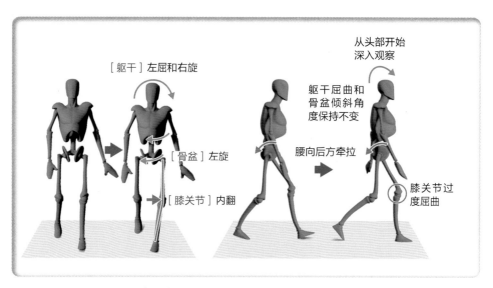

图 3-2-14　**承重反应期（LR）的观察**（膝骨关节炎）

2 步态 分析（时间距离因素）

- 10m 步行时间：10 秒，18 步。

- 步行速度：1.0m/s；步行频率：1.8 步 /s；步长：0.5m。

膝骨关节炎患者的步行特点是：步长和频率非常小，步速变慢。膝关节内翻明显，负重应答期可见膝关节横向推力。另外，在支撑相，膝关节的伸展限制显著。从支撑相

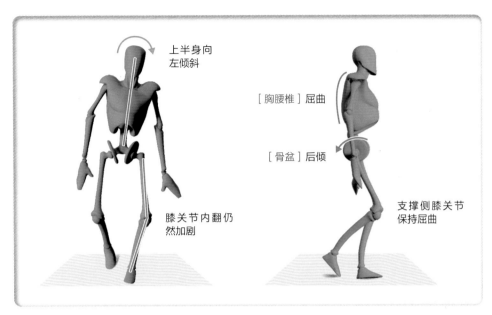

图 3-2-15　**支撑相中期（MSt）观察**（膝骨关节炎）

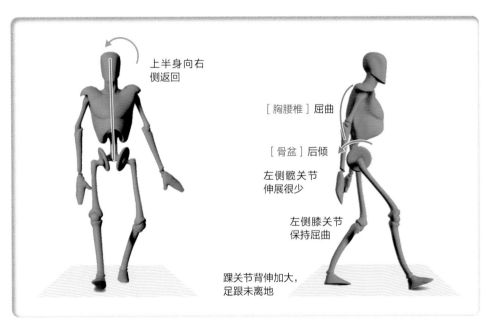

图 3-2-16　**支撑相末期（TSt）的观察**（膝骨关节炎）

初期到中期，躯干向支撑侧倾斜很严重。由于此患者是双侧膝骨关节炎，因此在双侧都可以看到这种现象。这被认为是为了在膝关节承重时避免疼痛。

　　在支撑相，避免膝部疼痛与限制膝关节伸展、髋关节屈曲和踝关节背伸有关。疼痛还会导致骨盆后倾和躯干前屈。为了避免膝关节内部的负重，通过身体侧屈将

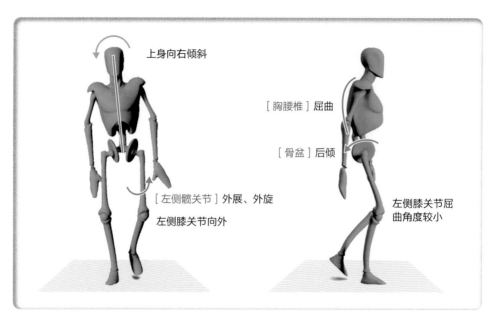

图 3-2-17　摆动相中期后期（Late MSw）的观察（膝骨关节炎）

重心移到膝关节的外部。另外，支撑相末期，由于踝关节没有跖屈，推动力减弱。因此，不是将重心向前移动，而是将重心移到侧面，从而引起左右摇摆的步态。另外，通过躯干的侧向屈曲上提对侧骨盆以辅助抬腿，这样即使摆动相中期膝关节屈曲角度小也不会因足离地过近被绊倒（图 3-2-18）。这些动作也通过减少膝关节屈曲角度来预防膝关节疼痛。

3 步态 讨论

从治疗膝骨关节炎的观点来看，原发性和继发性软骨损伤不建议通过物理疗法治疗。但疼痛的控制和减轻常以药物治疗为基础。在治疗基础病的同时控制疼痛可能会使患者行走更顺畅。

重要的是，要在支撑相初期到中期内减轻膝关节的承重，在症状上，改善躯干前倾、减小步长、减慢步速（图 3-2-19、3-2-20）。但是，由于限制伸膝运动增加了支撑相中期的伸膝力矩，因此该伸展限制不利于步行。此外，支撑相末期踝关节跖屈运动导致推动力也减弱（图 3-2-21），而且，由于踝关节的跖屈较少，因此不会像常规步行那样发生以前脚为轴的膝关节屈曲。侧屈可减轻膝关节内侧的负荷并避免疼痛引起臀中肌肌肉收缩模式的变化。因此，有必要采取一种在减轻膝关节疼痛时积极恢复受试者步态的方法。换句话说，这种方法是一种向后伸展运动，可以伸展躯干、髋关节、膝关节和踝关节的所有关节。应注意的是，膝关节由屈曲位

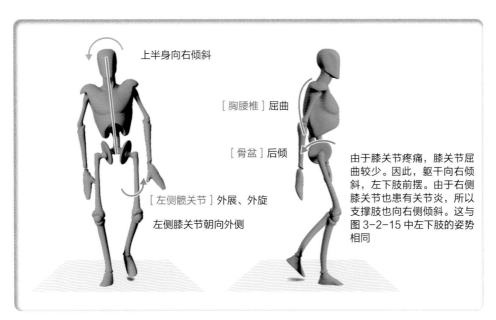

上半身向右倾斜

［胸腰椎］屈曲

［骨盆］后倾

由于膝关节疼痛，膝关节屈曲较少。因此，躯干向右倾斜，左下肢前摆。由于右侧膝关节也患有关节炎，所以支撑肢也向右侧倾斜。这与图 3-2-15 中左下肢的姿势相同

［左侧髋关节］外展、外旋

左侧膝关节朝向外侧

图 3-2-18 摆动相中期后期（Late MSw）的讨论（膝骨关节炎）

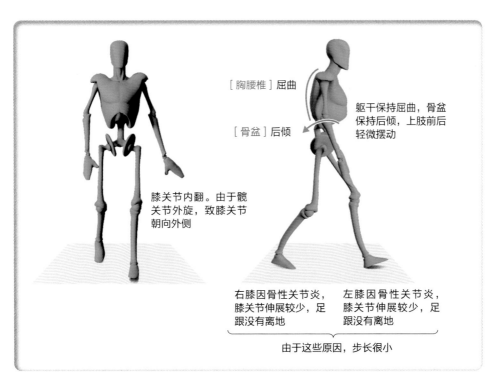

［胸腰椎］屈曲

［骨盆］后倾

躯干保持屈曲，骨盆保持后倾，上肢前后轻微摆动

膝关节内翻。由于髋关节外旋，致膝关节朝向外侧

右膝因骨性关节炎，膝关节伸展较少，足跟没有离地

左膝因骨性关节炎，膝关节伸展较少，足跟没有离地

由于这些原因，步长很小

图 3-2-19 初次触地（IC）的讨论（膝骨关节炎）

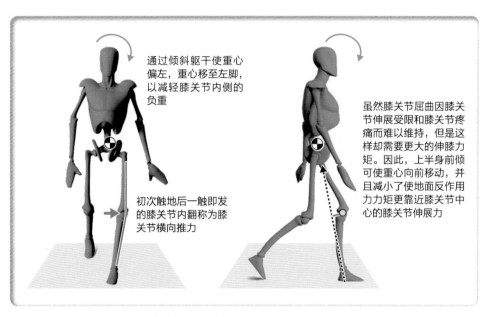

通过倾斜躯干使重心偏左，重心移至左脚，以减轻膝关节内侧的负重

初次触地后一触即发的膝关节内翻称为膝关节横向推力

虽然膝关节屈曲因膝关节伸展受限和膝关节疼痛而难以维持，但是这样却需要更大的伸膝力矩。因此，上半身前倾可使重心向前移动，并且减小了使地面反作用力力矩更靠近膝关节中心的膝关节伸展力

图 3-2-20　**承重反应期（LR）的讨论**（膝骨关节炎）

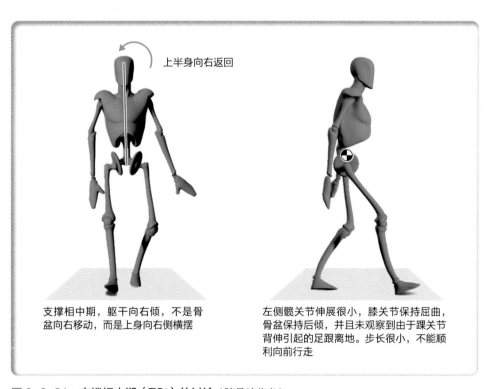

上半身向右返回

支撑相中期，躯干向右倾，不是骨盆向右移动，而是上身向右侧横摆

左侧髋关节伸展很小，膝关节保持屈曲，骨盆保持后倾，并且未观察到由于踝关节背伸引起的足跟离地。步长很小，不能顺利向前行走

图 3-2-21　**支撑相末期（TSt）的讨论**（膝骨关节炎）

向伸展位运动时，是股四头肌的收缩工作，并使用髋关节内收 / 外展肌作为侧向支撑，以使重心向前方移动。

3 动作的典型异常和检查评估

站起和步行时，髋关节和膝关节都处于屈曲状态，通常怀疑膝关节伸展受限。其次，可以考虑髋关节二次伸展和胸腰椎屈曲姿势。其他因素可能包括膝关节疼痛或股四头肌肌力下降。在膝关节以外的肌肉中，臀大肌和小腿三头肌可能存在肌力下降。

- 股胫角：右侧 184°，左侧 189°。
- JOA 成绩：右 80/100，左 60/100。
- 大腿围度：膝关节上方 5cm 处测量右侧 36.5cm，左侧 37.5cm；膝关节上方 10cm 处测量右侧 38.0cm，左侧 39.0cm。
- 关节活动度（ROM）检查：膝关节屈曲，右侧 140°，左侧 130°。膝关节伸展，右侧 –5°，左侧 –5°。
- 徒手肌力评定（MMT）：双侧股四头肌为 4+ 级（疼痛所致），双侧腘绳肌为 5 级，髋关节周围肌力为 5 级，踝关节周围肌力为 5 级。

检查结果显示，步行障碍是由膝关节伸展受限和因疼痛而引起的肌力减退引起，患者短时间短途行走是可能的，但容易感觉疼痛。膝关节受到很大影响，但各种研究现阶段认为髋关节和踝关节的继发性障碍较少。此障碍可以支持最低水平的步行，但不足以支持久站和爬楼梯。

4 患者的必需能力是什么

4.1 活动度：改善膝关节伸展活动度

膝关节伸展受限会降低活动能力。此外，在膝骨关节炎中，伸展受限呈进行性加重，因此有必要改善症状并改善膝关节伸展活动度以防止进一步恶化。

4.2 肌力：改善膝关节伸肌肌力

由于膝关节疼痛，股四头肌的肌力受影响。因此，患者会选择一种在运动过程中不会引起疼痛的走行模式。由于该模式不使用股四头肌，股四头肌的肌力进一步下降。另外，在膝关节的最终伸展状态中由于未将股四头肌保持位于伸展位置，因此其内侧头的萎缩程度也在增加。股四头肌的力量训练对于减轻软骨负荷很重要。

4.3 整个下肢力线

控制膝关节的疼痛时，膝关节的活动度、肌肉改善运动和其他的身体锻炼需要进行。也要进行胸腰椎反复屈曲、骨盆向后倾斜、髋关节外展并旋转等练习。这些内容要求患者具有沿习惯步态相反方向执行运动的能力。另外，由于长期未处于正常运动模式和生物力学模式，因此患者有必要重新学习运动模式。由于步行过程中踝关节的运动范围较小，因此踝关节需要进行跖屈锻炼。

5   恢复患者必需能力的治疗计划

膝关节具体的物理治疗方法其他书籍已经提及，基本因素是以下三方面：①伸展活动度；②肌力；③其他部位。

5.1 活动度：改善膝关节伸展活动度

腘绳肌和小腿三头肌都有短缩，所以需要充分地拉伸。通过耐力锻炼进行自主性拉伸，但很多患者因疼痛而很少能进行自主性拉伸。因此，如果想达到高效的拉伸，需要多做被动性拉伸。内侧膝骨关节炎的膝关节屈曲内翻伴随膝关节内侧后面有挛缩，使内侧腘绳肌和小腿三头肌内侧头伸展。

5.2 肌力：改善膝关节伸肌肌力

日本骨科学会推荐的股四头肌训练法是在端坐位进行伸展运动。重要的是患者要理解股四头肌的收缩。端坐位是指深坐在椅子上，把膝关节背侧固定在座面上。

把毛巾卷放在膝下（腘窝上方），膝关节伸展时会压在毛巾上，内侧头的收缩就容易起作用，患者也容易理解收缩感。

5.3 整个下肢力线

以矢状面为标准，骨盆后倾、胸腰椎屈曲、整个下肢也处于屈曲的状态。此外，步行时踝关节的跖屈程度很小。由于每个关节的活动性会随着年龄的增长而降低，因此所有关节都要进行伸展运动练习。广播体操练习也可以。

在冠状面上是通过髋关节内收来减少膝关节的内翻压力。此外，由于髋关节总是在外展位的情况下活动，因此应在臀中肌内收位下进行训练。如果最初时有意识地让患者接触地面，臀中肌训练也很有用。

■ 参考文献

1） Yoshimura N, et al：Prevalence of knee osteoarthritis, lumbar spondylosis, and osteoporosis in Japanese men and women：the research on osteoarthritis/osteoporosis against disability study. J Bone Miner Metab, 27：620–628, 2009

2） 吉村典子：［ロコモティブシンドローム—運動器科学の新時代］運動器疾患の疫学　大規模住民調査からみえてきた運動器疾患の実態　ROAD study. 医学のあゆみ, 236：315-318，2011

3） Maly MR & Robbins SM：Osteoarthritis year in review 2014：rehabilitation and outcomes. Osteoarthritis Cartilage, 22：1958-1988, 2014

4） Johnson AJ, et al：Gait and clinical improvements with a novel knee brace for knee OA. J Knee Surg, 26：173-178, 2013

5） Farrokhi S, et al：Altered Gait Characteristics in Individuals With Knee Osteoarthritis and Self-Reported Knee Instability. J Orthop Sports Phys Ther, 26：1-25, 2015

6） Adouni M & Shirazi-Adl A：Evaluation of knee joint muscle forces and tissue stresses-strains during gait in severe OA versus normal subjects. J Orthop Res, 32：69-78, 2014

■ 推荐阅读

1） 「臨床実習のための歩行分析トレーニングブック」（臨床歩行分析研究会 / 編），金原出版，2010
⇒初学者のために，臨床でよく見る代表的な疾患の歩行分析がわかりやすく書かれている.

2） 「歩行を診る—観察から始める理学療法実践」（奈良 勳 / 監，松尾善美 / 編），文光堂，2011
⇒中～上級のために，膝疾患をはじめ多くの疾患について歩行と運動療法の展開が詳細に書かれている.

案例研究
第 3 节　不完全性颈髓损伤

概述

1　疾病的概要

脊髓损伤是指对脊柱特别是颈椎施加过大机械负荷，导致支配上肢、下肢和躯干的运动、感觉等传导类功能的脊髓发生损伤的疾病。常见症状包括上、下肢运动麻痹（痉挛），感觉障碍，呼吸、循环功能障碍，膀胱、直肠功能障碍以及自主神经障碍等。功能障碍的程度根据损伤位置和程度不同而不同。

颈髓损伤约占脊髓损伤的 75%。最主要的致病因素是交通事故、跌倒、跌落以及坠落物、倒塌物打击引起的头部或颈部损伤。年轻人多见于交通事故，中老年人多见于跌倒。

2　诊断和治疗的流程

患者受伤后应立即送往医院抢救生命。通过颈部影像学（X 线检查、MRI 检查和脊髓 CT 造影等）检查，根据损伤位置和损伤程度进行诊断，也可能会出现影像学上不可见的脊椎损伤或者迟发性功能障碍症状。因此，除了影像学诊断以外，还要确认功能障碍的程度以明确诊断。不完全损伤的情况下通常会残留部分功能（骶椎水平反射、肛周感觉、足趾运动），可在受伤后 24~48 小时通过检查进行诊断。如果有压迫或损伤颈椎脊髓的迹象，则以保护脊髓神经为目的，进行脊髓减压、脊柱复位、固定等外科手术治疗。

在急性期，对脊髓休克、呼吸功能障碍、自主神经障碍、排尿和排便障碍、压疮等症状的管理是必要的。恢复期过后，患者会发生运动性瘫痪（痉挛）、感觉障碍、呼吸功能下降等，但是应进行残存功能评估，进行相应的可以获得的日常生活功能级别的康复训练。运动性瘫痪（痉挛）是运动困难、关节挛缩、关节变形和影响日常生活活动的主要原因。因此，可使用 ITB（鞘内巴氯芬）疗法和肉毒杆菌毒素疗法抑制痉挛。

3　本疾病引起的功能障碍

脊髓损伤的神经系统症状分类使用 Frankel 分类（表3-3-1）。颈椎不完全性脊髓损伤对应于 Frankel 分类的 C 型和 D 型，其中可以行走的为 D 型。颈椎损伤的不完全损伤类型多为中央型损伤，不完全横断型和单侧损伤型较少见。

颈椎损伤（完全损伤）会导致严重的功能障碍及相关的能力障碍。通常患者需依靠轮椅生活，不能行走。不完全性损伤和完全损伤不同，会出现与损伤程度不符的斑驳病症，即使损伤了颈椎，如果为轻度损伤，则患者也可能步行。因此，为了进行适当的物理治疗，有必要确切评估不完全损伤的功能障碍程度。

表3-3-1　Frankel 脊髓损伤神经症状分类

A: 完全瘫痪	损伤部位以下的运动和感觉完全障碍
B: 运动丧失，感觉残留	损伤部位以下的运动完全障碍，骶髓区等感觉残留
C: 运动残留，非实用	损伤部位以下残留少量运动功能，不能进行日常生活动作
D: 运动残留，实用性	损伤部位以下残留较多的运动功能，可进行下肢运动和步行
E: 恢复	没有运动、感觉、膀胱、直肠障碍，只残留深部腱反射亢进

4　康复治疗的概要

急性期的物理治疗重点在于预防继发并发症，如全身状态管理、肺部物理治疗、预防体位性低血压、预防关节挛缩和预防肌力下降，并以早日离床为治疗目的。恢复期以后，应和急性期一样进行并发症预防治疗，为了可以最大限度地利用现存功能，应用物理治疗恢复日常生活功能。

　　如果为不完全性颈髓损伤，则需要根据个人症状和功能状况采取适当的康复计划。即使瘫痪程度高的患者，只要残存下肢感觉，也可以使用步行辅助设备进行步行训练。近年来，已经推广了像康复机器人、结合悬吊功能的减重跑台步行训练等积极的步行训练方式。

＊　　　＊　　　＊

病例　不完全性颈髓损伤

患者情况　男性，60 岁，身高 / 体重：172cm/50kg。

主诉：步行时不稳，步行速度下降，易疲劳、站立位不稳，站起困难。

需求：快速行走不疲劳。

诊断：颈椎损伤（不完全性颈髓损伤）。

现病史　30 年前因工作中被坠落物撞击头部和颈部而受伤，但因戴安全帽而没有头部外伤。事故发生后被送往医院，但未出现运动瘫痪、感觉障碍、步行障碍等颈髓损伤症状，经过观察进行保守治疗，随着时间的推移，下肢逐渐发生运动瘫痪，同时步行能力也逐渐下降。

现在，独自步行困难，日常生活活动只有轮椅水平，如果是短距离步行的话，尽管可以在右侧使用 T 字拐杖一个人步行，但步行速度非常慢，步行 10 米左右会很疲惫。

个人、社会背景　职业：无业。

家族构成：和妻子、女儿（长女）一起生活。

关键人：妻子、女儿（长女，次女住在附近）。

生活状况：独门独院，白天大部分时间都在起居室里，坐在椅子上看电视。在自己家里几乎不从起居室移动，只在吃饭和上厕所的时候沿着墙壁走。因步行后疲惫不堪，所以步行次数减少。

可独立如厕。排尿、排便功能无障碍。外出时随女儿乘车外出。外出时坐轮椅，不行走。在现在的情况下，因为认为步行很恐怖很累，所以对进行自动步行训练持否定态度。认为功能逐渐下降是没有办法的。

治疗情况　每周一次，就医进行物理治疗。

药物治疗：服用解痉药。

1 姿势和动作的观察、分析和讨论

1.1 仰卧位、坐起

仰卧位时上半身肌肉虽然张力低，但腰椎轻度前凸。双手放在下腹上。虽然下肢为伸展状态，但左侧髋关节的肌肉张力较低，处于外旋位。右侧髋关节张力很高，处于内外旋间的中间位（图 3-3-1A）。

动作由仰卧位时放在下腹的双侧上肢外展开始，双肘支撑在床上以肘为支点屈曲上半身成长坐位。然后，从长坐位下肢轻度屈曲的姿势开始，以臀部为支点向右转，成端坐位。该动作是独立完成的，将坐起动作到长坐位为止的阶段定义为"起坐期"，将端坐位的阶段定义为"旋转期"。

1 起坐期：仰卧位 - 长坐位 观察 （图 3-3-1）

从仰卧位开始，随着头和颈屈曲离开床面，置于下腹部位置的双侧上肢外展，肘部放在床上，并用双手掌按压床面。此时，双侧下肢轻微内旋（图 3-3-1B）。

接下来，伴随着稍稍向左倾斜，以两侧肘关节为支点，头颈部的屈曲增加，甚至脊柱的胸腰过渡部也会大幅屈曲（图 3-3-1B、3-3-1C）。

因为身体逐渐向左倾斜并屈曲，所以比起以双肘为支点时的负重，左肘的负重增加。右肘离开床面，立即形成右手掌支撑，右手掌离开床面，握住右膝附近的裤

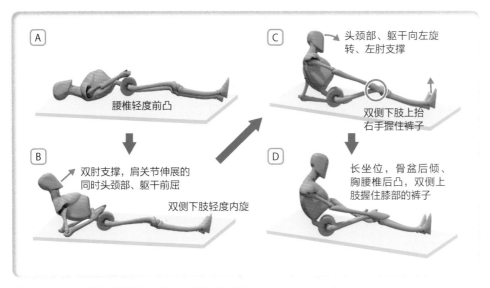

A　腰椎轻度前凸

C　头颈部、躯干向左旋转、左肘支撑　双侧下肢上抬 右手握住裤子

B　双肘支撑，肩关节伸展的同时头颈部、躯干前屈　双侧下肢轻度内旋

D　长坐位，骨盆后倾、胸腰椎后凸，双侧上肢握住膝部的裤子

图 3-3-1　从仰卧位到长坐位（坐起）的观察（不完全性颈髓损伤）

子（图3-3-1C）

同时，随着躯干屈曲左旋运动开始，负重从左肘移到左臀部。当负重集中在左臀部，左肘负重解除时，左上肢迅速离开床面，握住裤子成长坐位。此时，可以看到双足跟从床面略微抬起（可以看到左下肢比右下肢膝关节屈曲更大的抬起动作）。

长坐位时由于骨盆后倾较大，所以胸腰椎的屈曲角度很大，另外髋关节、膝关节屈曲，双侧上肢握住膝部外侧的裤子（图3-3-1D）。

❷ 旋转期：长坐位－端坐位 观察 （图3-3-2）

从膝关节屈曲的长坐位开始，将右肘和前臂放于右后方的床上，使骨盆大幅度后倾，负重向右肘转移（图3-3-2A、3-3-2B）。然后，以右肘和右侧骨盆外侧为支点，保持双侧下肢以轻度屈曲位举起并于床的右端放下，成为端坐位。旋转期中，左手放在左膝下，自动帮助抬起下肢（图3-3-2C、3-3-2D）。

❸ 仰卧位、坐起 分析 讨论

正常人从仰卧位到长坐位时，可不使用上肢，以对称的方式使颈部屈曲后，以胸廓、腰椎、骨盆的顺序屈曲变为长坐位。本病例的坐起动作的特征是，在躯干后方将两上肢外展，以肘关节为支点进行运动，上半身向左侧旋转，然后在坐起的途

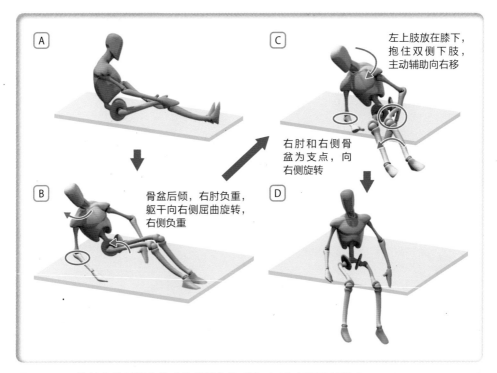

图3-3-2 从长坐位到端坐位（旋转期）的观察（不完全性颈髓损伤）

中握住裤子。

起坐期

通过外展位的两肘作为坐起时的支点，与不以肘部为支点的情况相比，可以缩短头到上半身的质量中心的距离。因此，通过将肘部放在外侧进行支撑，利用腹肌起身时，缩短力矩可以认为是利用了有利于坐起的运动策略。另外，由于腹肌肌力不足，在脊髓损伤等情况下采用推举的要领，通过使用背阔肌、三角肌，使上半身向长坐位方向抬起。

接下来，考虑使上半身向左旋转坐起的原因。一是试图用肘支撑对称地直立坐起，屈曲颈部、上半身后凸，要通过自身力量保持此位置。因此，在直立坐起的时候，随着躯干的屈曲角度变大，躯干状态的保持就变得困难了。这是由于腹直肌肌力下降，腹斜肌、腹横肌等腹部固定肌群不参与维持姿势，骨盆前倾消失和保持骨盆前倾位的髂腰肌肌力下降。二是通过将躯干左旋，可以在早期解放右上肢，通过主动握住裤子的右侧辅助运动，在坐起时使上半身得以保持稳定。

旋转期

最后探讨一下旋转期的问题。在旋转期，为了从长坐位转向右侧成为床边端坐位，将右肘、右前臂放在自己右后侧的床上，加大支撑面后，左上肢在左膝下抱左下肢，将其从床上放下，最后右前臂和肘离开床，成为端坐位。此时也有两个问题。第一，肘部和前臂在右侧扩大了支撑面。正常情况下，坐起时并不扩大支撑面，仅在狭窄的支撑面内通过自己的躯干肌的活动来侧屈躯干和右移重心，从长坐位变成端坐位姿势，但是在本病例中，由于难以维持向右侧的床边端坐位时所需的躯干侧屈位，所以重心向右侧移动困难。因此，需要扩大支撑面。第二，由于患者不能用自身的力量放下下肢，所以采用了左上肢的主动辅助运动。这可认为是抬起下肢并维持抬起姿态的髂腰肌、腹肌的肌力不足所致。

1.2 坐位

■1 坐位 观察 （图 3-3-3）

双侧上肢保持在床边、双足底不触地的端坐位。骨盆后倾，胸腰椎后凸，颈部向前轻度探出，左右没有差别。指示伸展背肌时，骨盆略前倾，但保持后倾状态，上半身、腰椎伸展。在矢状面上观察，身体重心稍向后偏。

在端坐位进行左、右观察，左、右都只有头颈部旋转，躯干没有跟随旋转的动

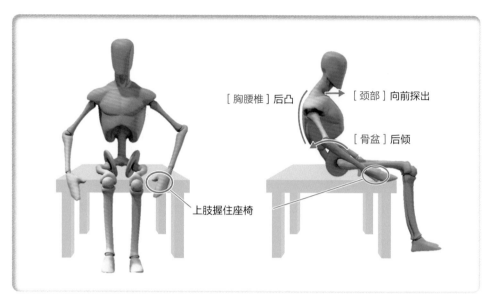

图 3-3-3　**端坐位的观察**（不完全性颈髓损伤）

作。如果指示患者向左、右倾斜躯干，左、右都可以侧屈约 20°，如果将倾斜一侧的上肢放在大腿上用肘部代偿负重，侧屈可达 40° 左右。

患者穿脱鞋时把足部搭在另一侧的腿上进行，但因为不能用自己的力量抬起足部来，所以用手放在膝下做辅助动作把足部抬起。这时，抬举侧的骨盆后倾，躯干向后倾。

1.3 站起

从高 40cm 的靠背椅子上做站起动作，用双侧上肢按压座面可以较为容易地站起。如果不使用上肢，则有较大的向后下方的坐力。

将站起动作分成屈曲相（从坐位到臀部离开）和伸展相（臀部离开座椅到站起）两个阶段来观察。

1 边用上肢按压座面边站起 观察 （图 3-3-4、3-3-5）

屈曲相

起始姿势是深坐位（坐到靠背位置）。骨盆后倾，腰椎后凸（前凸减少）。在矢状面上，膝关节和踝关节都以约 90° 的角度保持着坐位。双足间距很窄，几乎并拢。首先用双侧上肢按住臀部的侧面（左上肢相比右上肢把持位置靠前方），然后没有调节姿势为浅坐位而是直接保持深坐位，并逐渐屈曲骨盆、躯干，在躯干轻度屈曲后，

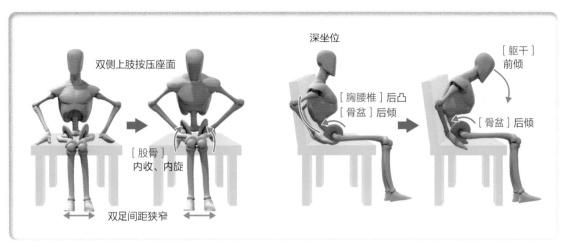

图 3-3-4 上肢边按压座面边站起（屈曲相）的观察（不完全性颈髓损伤）

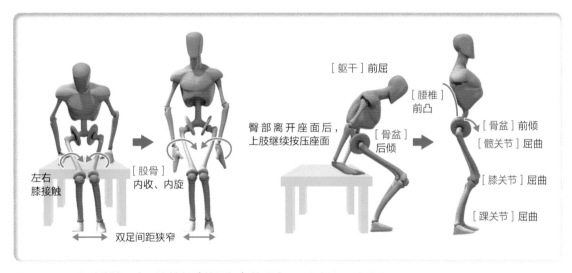

图 3-3-5 上肢边按压座面边站起（伸展相）的观察（不完全性颈髓损伤）

用上肢的力量使臀部离开座面。

伸展相

臀部离开座面后，上肢保持支撑座椅，双侧髋关节、膝关节同时伸展。此时，为了使双膝内侧接触，可以看到股骨内收、内旋的动作。躯干保持相同的前倾角度，当膝关节伸展到 60° 左右的屈曲位置时，握住椅子的上肢放开，慢慢伸展躯干、骨盆。此时膝关节保持约 40° 左右屈曲的状态，随着躯干、骨盆的伸展，膝关节也逐渐伸展。整个站起动作过程中，保持双足间距狭窄、支撑面狭窄的状态。

站立位姿势和站起动作一样，是支撑面狭窄的姿势。在矢状面上观察时，髋关节、膝关节、踝关节轻度屈曲，骨盆前倾，腰椎前凸。在冠状面上观察，躯干向握拐杖的右侧轻度倾斜，右髋关节轻度内收、内旋。

❷ 不用上肢按压座椅站起 观察 （图 3-3-6、3-3-7）

屈曲相

起始姿势与一边按压支撑面一边站起的动作相同。首先，双侧上肢轻度屈曲，双手位于膝关节外侧。在上肢运动的同时屈曲骨盆、躯干。然后，臀部离开座面，这时双侧上肢大幅上举，超过足部，利用反作用力使臀部离开座面。臀部离开座面前，颈部及头部伸展，支撑面变窄。

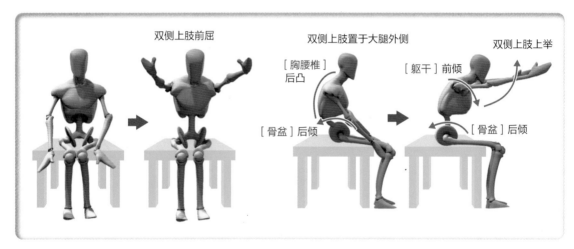

图 3-3-6　上肢不按压座面站起（屈曲相）的观察（不完全性颈髓损伤）

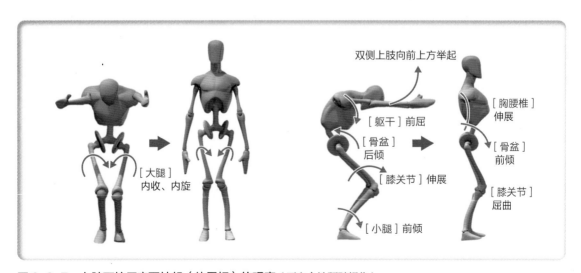

图 3-3-7　上肢不按压座面站起（伸展相）的观察（不完全性颈髓损伤）

伸展相

在臀部离开座面的同时，由于没有踝关节的背伸和小腿的前倾而产生伸膝运动，所以臀部在与抬起的方向相反的方向上移动。此时，双侧上肢再向前上方举起，可以逐渐伸展髋关节，在保持不向后方再次坐下的情况下完成站立，最终站立位姿势和使用上肢时相同。

3 坐位，站起 分析 讨论

端坐位姿势的支撑面是由臀部接触的坐面、足部接触的地面构成的。站起动作中的支撑面在臀部离开座面时发生了很大的变化，只留足部支撑面。端坐位时的身体重心位于脐下后方，但臀部离开时如果不能将重心移动到足部的支撑面上，则会因地面反作用力而大幅度向后倾斜。这种情况下，当臀部离开座面以后，下肢需要较大力矩，站起就变得困难了。从座位到臀部离开座面，重心必须移动到由足部构成的新的支撑面内，因此躯干和骨盆的充分屈曲起着重要作用。臀部离开座面后需要将身体重心从坐位时的高度提高到站立位的高度。这是通过髋关节、膝关节、踝关节抗重力伸展运动来实现的。

本病例患者通过将双侧上肢支撑于座面后方进行辅助，可以顺利站起。由于动作开始时的坐姿为深坐位，所以身体重心与足部位置相距较远。站起时，与浅坐位比，需要将重心向前移动。本病例是将双侧上肢按在臀部侧后方，在臀部从座椅抬起之前，使用双侧上肢按压座面。通常在臀部离开时，躯干和骨盆可以充分屈曲使重心向前方移动，本病例可以推断为躯干、骨盆屈曲困难，使用上肢辅助完成重心向前移动的动作。

当不使用上肢按压座面辅助站起时，双侧上肢在臀部离开座面前表现出超过足部、大幅度前屈的动作。其理由有两个：第一，到臀部离开为止的躯干和骨盆的前屈运动和维持前屈位困难；第二，臀部离开时踝关节背伸不足导致小腿前倾困难。前者的原因和推着椅子站起来时的动作是一样的，因为没有上肢的帮助，所以不能用上肢按椅子，通过上肢使躯体向前运动并保持该动作，一般认为这一辅助动作是为了代偿躯干、骨盆的功能不足。后者是因为踝关节背伸不充分，不会产生足够的小腿前倾，所以在腿部上方的身体部分难以向前移动，这与步行时的踝关节滚动机制相同。因为踝关节背伸不足，臀部离开座面后的身体重心保持在后方，所以利用上肢屈曲运动的惯性，使身体重心进入由足部形成的支撑面，这是一个代偿运动。另外，通过将双侧上肢大幅度前屈并定位，使上肢以外的身体部位可以完成重心向前移动，代偿由于躯干、骨盆的屈曲以及踝关节背伸不足而产生的重心位置向前移动困难。

臀部离开后双侧髋关节做内收、内旋运动，作为对髋屈肌、膝伸肌肌力不足的代偿，可以认为是使用内收肌群而站起的。

站立位姿势时，踝关节、膝关节、髋关节轻微屈曲。骨盆前倾，腰椎前凸，双足之间几乎没有间隔。可以推测这种姿势为髋关节、膝关节支撑不足的代偿姿势。

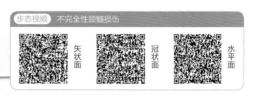

2　步态的观察、分析和讨论

右上肢用 T 字拐杖步行，不使用其他辅具。以拐杖、左下肢、右下肢的顺序进行三点的步态观察、分析和讨论。

2.1 步态整体像

可见明显的躯干前倾和右侧屈，步行需要右上肢使用 T 字拐杖才能行走。步长、步宽都很小，平衡不稳定，步行速度也很慢。由于患者两侧肢体都有问题，步行周期与正常的步行周期大不相同，特别是蹬地阶段，对应承重反应的步行功能，呈现出采用独特代偿方式的步态。

步行耐力距离：10m；Borg 比例尺（自觉运动强度）：16~17（相当疲劳），步行疲劳感强。

时间距离因素

步行速度：2.3m/min；左侧步长：0.3m；右侧步长：0.2m；步行频率：18.8 步 /min

左下肢支撑相比例：75%；右下肢支撑相比例：85%。

左、右下肢支撑相的比例都比正常人高，摆动相的比例则非常短。

因为左、右下肢都有问题，所以下面分左右记录步态观察结果。

2.2 左下肢

1 首次触地（IC）至支撑相中期（MSt）观察 （图 3-3-8）

在矢状面上，躯干前屈，骨盆前倾，比首次触地前倾增加。髋关节、膝关节轻度屈曲触地，逐渐向伸展方向运动，但角度保持屈曲。踝关节跖屈，从足尖开始触地，立即全足底触地，增加对足前部的负重。在冠状面上，躯干、骨盆左侧屈、左旋。骨盆左旋在左下肢负重增加的同时转回中立位。髋关节从外旋到内旋。

❷ 支撑相中期（MSt）至摆动相前期（PSw）观察（图 3-3-9）

在矢状面上，躯干、骨盆的前屈增加。在冠状面上，躯干大幅左侧屈。骨盆右侧上提、左旋。髋关节有轻度内收、内旋的倾向。支撑相后半期，开始向对侧下肢

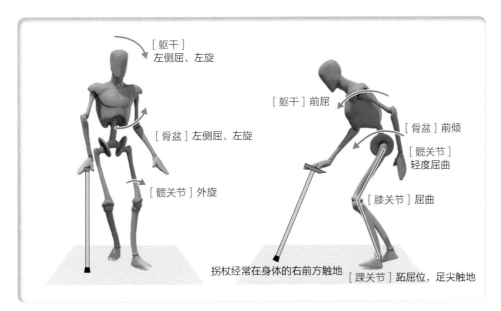

［躯干］
左侧屈、左旋

［骨盆］左侧屈、左旋

［髋关节］外旋

［躯干］前屈

［骨盆］前倾

［髋关节］
轻度屈曲

［膝关节］屈曲

拐杖经常在身体的右前方触地

［踝关节］跖屈位，足尖触地

图 3-3-8　左下肢首次触地（IC）至支撑相中期（MSt）的观察（不完全性颈髓损伤）

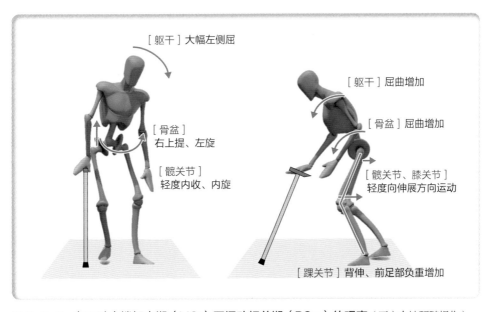

［躯干］大幅左侧屈

［骨盆］
右上提、左旋

［髋关节］
轻度内收、内旋

［躯干］屈曲增加

［骨盆］屈曲增加

［髋关节、膝关节］
轻度向伸展方向运动

［踝关节］背伸、前足部负重增加

图 3-3-9　左下肢支撑相中期（MSt）至摆动相前期（PSw）的观察（不完全性颈髓损伤）

（右下肢）转移负重，躯干、骨盆前倾减少，出现伸展动作。髋关节、膝关节、踝关节向伸展方向移动，但停留在屈曲位，看不到向前推进下肢的运动。

❸ 摆动相前期（PSw）至摆动相初期（ISw）观察 （图 3-3-10）

在矢状面上，躯干从前屈转向伸展，骨盆从前倾转向后倾。为了髋关节的摆动，下肢在摆动相初期微弱屈曲。冠状面上，躯干右侧屈，骨盆上提、右旋。这时躯干轻度右侧屈，骨盆大幅右侧屈，上半身向右侧的倾斜几乎都是由骨盆产生。

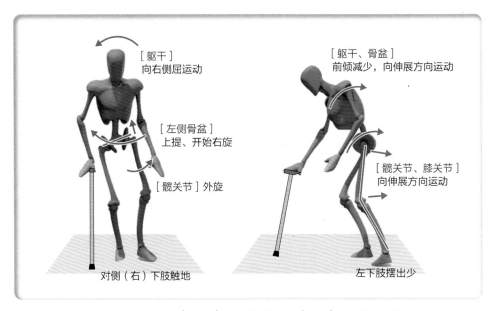

［躯干］
向右侧屈运动

［左侧骨盆］
上提、开始右旋

［髋关节］外旋

对侧（右）下肢触地

［躯干、骨盆］
前倾减少，向伸展方向运动

［髋关节、膝关节］
向伸展方向运动

左下肢摆出少

图 3-3-10　左下肢摆动相前期（PSw）至摆动相初期（ISw）的观察（不完全性颈髓损伤）

❹ 摆动相初期（ISw）至摆动相末期（TSw）观察 （图 3-3-11）

在矢状面上，躯干、骨盆伸展，继续后倾，髋关节为了摆动而屈曲，下肢摆动，但由于下肢不能大幅度摆动，所以步长较小。在冠状面上，躯干相对于骨盆保持中立位，由于骨盆左侧上提向右侧倾，可以看到上半身向右侧倾。下肢中，髋关节外旋。

2.3 右下肢

❶ 首次触地（IC）观察 （图 3-3-12）

在矢状面上，躯干前屈，骨盆呈前倾位。髋关节、膝关节呈屈曲位，右侧比左

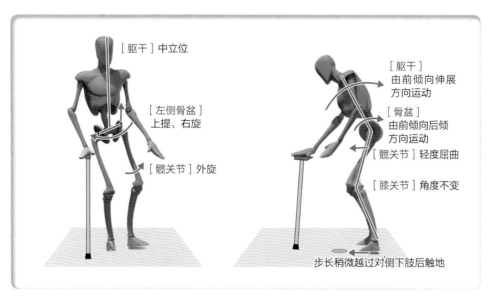

[躯干]中立位

[左侧骨盆]
上提、右旋

[髋关节]外旋

[躯干]
由前倾向伸展
方向运动

[骨盆]
由前倾向后倾
方向运动

[髋关节]轻度屈曲

[膝关节]角度不变

步长稍微越过对侧下肢后触地

图 3-3-11　左下肢摆动相初期（ISw）到摆动相末期（TSw）的观察（不完全性颈髓损伤）

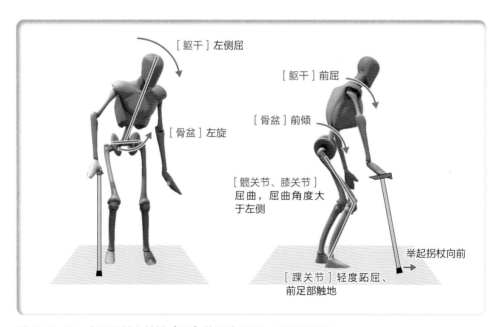

[躯干]左侧屈

[骨盆]左旋

[躯干]前屈

[骨盆]前倾

[髋关节、膝关节]
屈曲，屈曲角度大
于左侧

[踝关节]轻度跖屈、
前足部触地

举起拐杖向前

图 3-3-12　右下肢首次触地（IC）的观察（不完全性颈髓损伤）

侧屈曲角度大。踝关节轻度跖屈，从前足部开始触地。在冠状面上，躯干、骨盆开始向左侧屈，左侧骨盆上提。髋关节外旋。

❷ 承重反应期（LR）观察（图 3-3-13）

从首次触地到承重反应期，将右上肢的拐杖向前方举起。拐杖触地后马上负重。

在矢状面上，保持着躯干前屈、骨盆前倾的状态，髋关节、膝关节呈屈曲位，踝关节呈背伸位。

3 支撑相中期（MSt）至摆动相前期（PSw）观察 （图 3-3-14）

在矢状面上，保持躯干、骨盆前倾位，承重反应期后到支撑相中期，为了上半身逐渐向前移动，增加右上肢支撑拐杖的负重。髋关节、膝关节屈曲增加，踝关节背伸，足跟离开地面。

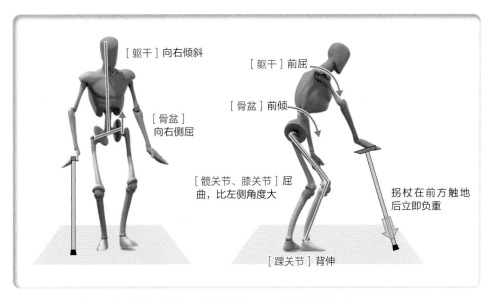

图 3-3-13　右下肢承重反应期（LR）的观察（不完全性颈髓损伤）

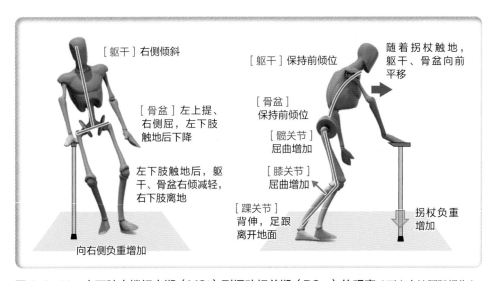

图 3-3-14　右下肢支撑相中期（MSt）到摆动相前期（PSw）的观察（不完全性颈髓损伤）

在冠状面上，拐杖负重增加，因此，躯干、骨盆向右侧倾斜。左下肢从摆动相向首次触地转移后，躯干的右倾程度减轻。

4 摆动相前期（PSw）至摆动相末期（TSw）观察（图 3-3-15）

与左下肢不同，摆动时右下肢保持躯干、骨盆前倾，不使用摆动伸展动作。右下肢的摆动，只使用髋关节屈曲，利用右前方的拐杖引出右下肢的摆动。这时，右下肢像揉地板一样向前摆动。

在冠状面上，躯干左侧屈旋转，骨盆为了摆动，向右侧上提，左侧屈，但不能大幅倾斜，而是将躯干向左倾斜。从摆动相末期开始骨盆从左转回到中立位，上抬的左侧骨盆下降，为了能使髋关节从外旋位向内旋位转换而做出摆动动作。

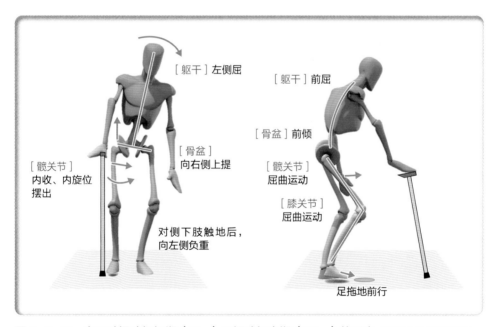

［躯干］左侧屈

［躯干］前屈

［骨盆］前倾

［髋关节］内收、内旋位摆出

［骨盆］向右侧上提

［髋关节］屈曲运动

［膝关节］屈曲运动

对侧下肢触地后，向左侧负重

足拖地前行

图 3-3-15　**右下肢摆动相初期（ISw）至摆动相末期（TSw）的观察**（不完全性颈髓损伤）

2.4 步态观察的总结

在矢状面的观察中，整个步行周期左右两侧都是躯干、骨盆前倾位。左右两侧都是首次触地时前足部触地，承重反应期基本上是垂直负重。支撑相末期看不到踝关节向前踢出的倾向，都是依靠骨盆、髋关节屈曲摆动下肢。左右步长都很短，左下肢摆出去时，躯干、骨盆后倾，而右下肢摆出去时，躯干保持前倾，由髋关节、骨盆上提完成摆动。

因为拐杖在右侧，所以整个步行周期躯干都是右侧屈，但是当下肢摆动时，躯干会向对侧屈曲，从而产生杜兴步态。此外，左下肢摆动时也会发生躯干伸展的动作倾向（腰椎前凸，骨盆后倾）。

2.5 步态分析的总结

本病例患者连续走 10m 左右会疲惫不堪。日常生活中步行的频率少，除了上厕所和物理治疗以外几乎没有步行。步行速度是 2~3m/min 的缓慢步行。两侧的重复步长都很短，步宽狭小，步行周期约八成为支撑相，摆动相较短，约二成。但从长支撑相的状态可以推测，由于步行的不稳定性，跌倒的风险增高。

正常步行时，身体重心需要随着支撑基底面向前移动而移动。为了顺利移动身体重心，需要下肢的承重反应，灵活地摆动，同时需要保持骨盆和躯干直立位的高支持性，为了完成这个任务，需要稳定该部位躯干肌的活动。在本病例中，患者在右侧前方挂着 T 字拐杖，预先向前进方向扩展支撑面，使重心始终保持在支撑面内并移动。在步行向前方推进时，这样的方式虽然不稳定，但是可作为身体向前移动时比较稳定有用的代偿动作。不过，作为通过代偿而获得的稳定性确实耗能也较高（图 3-3-16）。

其次，正常步行的特征性运动是摆动时可见向支撑侧屈曲的骨盆，在右下肢摆

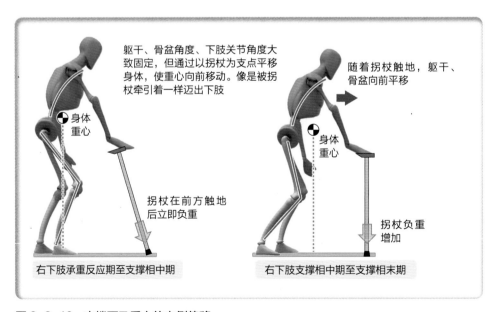

躯干、骨盆角度、下肢关节角度大致固定，但通过以拐杖为支点平移身体，使重心向前移动。像是被拐杖牵引着一样迈出下肢

身体重心

拐杖在前方触地后立即负重

右下肢承重反应期至支撑相中期

随着拐杖触地，躯干、骨盆向前平移

身体重心

拐杖负重增加

右下肢支撑相中期至支撑相末期

图 3-3-16　支撑面及重心的右侧偏移

动期，躯干向左侧大幅屈曲，骨盆轻度左侧屈，左下肢摆动相时，伴随着躯干的轻度右侧屈，骨盆产生大的右侧屈（图 3-3-17、3-3-18）。这种对侧下肢的躯干侧屈现象被称为杜兴步态，这是在站立侧的臀中肌能力不足的情况下，防止摆动侧的骨盆下掣的代偿运动。但是，本病例不仅如此，还有一个主要因素也参与了该运动。这是因为患者下肢向前方摆动的髋屈肌比较弱，为了能够摆动，出现了骨盆上提的代偿动作。左下肢摆动相时，作为下肢摆出困难的代偿动作，不仅躯干向对侧侧屈，同时骨盆还上提伴向右前方旋转。这个动作的原因是右侧拄拐增加支撑面，重心向右侧的移动比左侧容易，所以在左下肢摆动时躯干向右侧。本病例患者摆动的特征是，左侧为躯干、骨盆的后凸，髋关节屈曲、内收，右侧则采用髋关节屈曲在摆动相移动。特别是左下肢的摆动，骨盆从前倾位向后倾位运动，这是用髋屈肌和内收肌的代偿摆动。但是，仅仅这样是不够充分的，在此之上为了使左下肢摆动还加入了骨盆后倾，以及躯干后仰等代偿运动（图 3-3-19）。

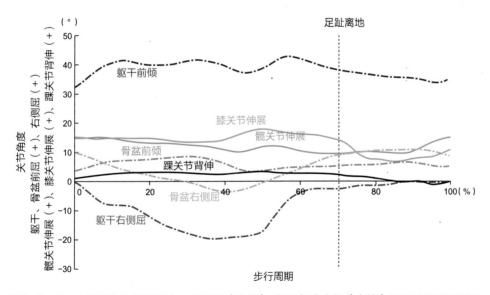

图 3-3-17　**左下肢的步行周期中，左下肢（实线）、躯干角度变化（虚线）**（不完全性颈髓损伤）

在整个步行周期中，本病例患者下肢的特征是，髋关节、膝关节、踝关节角度缺乏变化（图 3-3-17、3-3-18）。虽然产生了一些角度变化，但整体上几乎保持着屈曲位行走。因为髋关节没有伸展，踝关节不跖屈，不能看到在正常步行中，支撑相中期到摆动相前期之前产生推进力的运动。原因是上述起动中，患者躯干肌的肌力下降导致躯干、骨盆的稳定性不足及髋关节周围肌肉的肌力低下（当然也有踝

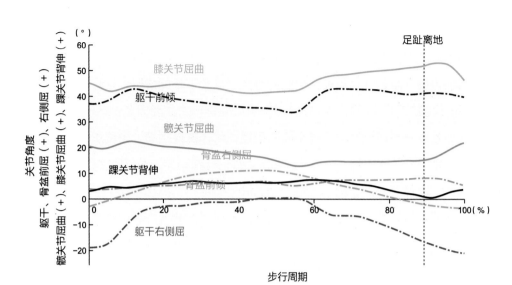

图 3-3-18 **右下肢的步行周期中，右下肢（实线）、躯干角度变化（虚线）**（不完全性颈髓损伤）

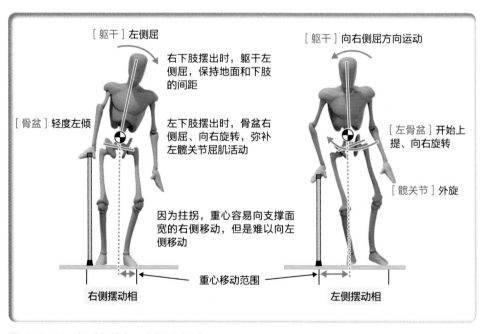

图 3-3-19 **摆动相中躯干侧屈和摆动**

跖肌的肌力低下），所以不能保持躯干伸展、髋关节伸展、踝关节跖屈的足部积蓄能量的肌肉离心收缩的姿势。同样在承重反应期，因为下肢的抗重力伸肌（髋关节伸展肌、膝关节伸展肌、踝跖肌）肌力低下，很难充分发挥冲击缓冲作用，出现前足部触地就像给文件盖章一样的情况。

2.6 步态讨论的总结 讨论

　　在本病例中，脊髓损伤引起的痉挛和肌肉力量的下降对步行有很大的影响，而且，由于活动性降低而引起的继发功能降低也有很大影响。通常，完全性脊髓损伤的功能预后基本上较明确，但不完全损伤的功能可提高性较强。因此应积极地进行步行训练。本病例发病已经很长一段时间，对于脊髓损伤造成的功能低下已没有提高的可能，但对继发功能降低而造成的功能障碍有改善的余地。

　　本病例的步行较缓慢，且不稳定，因此是不实用的步行。为了提高步行的实用性，需要缩短步行时间并获得稳定性，但是患者步行的主要问题是躯干和骨盆的支撑性和稳定性的降低、与推进有关的下肢摆动功能的代偿动作以及与制动有关的负重反应困难。由于存在这些问题，造成了稳定性低、步行速度极慢、缺乏持久性的不实用的步行。由于继发的功能降低引起的障碍，改善的可能性非常大，可以将这个问题作为物理治疗的入口。

3 　动作的典型异常和检查评估

3.1 物理治疗评估结果

　　本病例的物理治疗检查结果如下。

- ● 感觉检查：触觉、痛温觉障碍，运动觉、位置觉都正常。
- ● 反射检查：腹壁反射消失，下肢内收肌、膝腱、跟腱反射左右侧均亢进。膝关节阵挛（－）、踝关节阵挛（右侧亢进），巴宾斯基反射呈阴性。
- ● 肌紧张检查（Modified Ashworth Scale，MAS）：髋关节内收，内旋肌（3），其他下肢肌（2），躯干肌（2），肌紧张型痉挛。
- ● 关节活动度检查（ROM-T，左/右）：运动时无疼痛。

　　髋关节：屈曲 110°/120°，伸展 5°/5°，外展 0°/10°，内收 45°/45°，外旋 25°/25°，内旋 20°/15°。

　　膝直腿抬高：30°/45°。

　　膝关节、踝关节及足部活动度不受限。

○ 徒手肌力评定（MMT，左/右，数字代表级）：右侧＜左侧。

　　躯干：屈曲 3，伸展 3，旋转 3/3。

　　骨盆：上提 2/2。

　　髋关节：屈曲 2/2，伸展 2/2，外展 1/1，内收 4/4，外旋 3/3，内旋 3/3，

　　　　　　屈曲外展外旋 2/2，屈曲伴外展 2/2。

　　膝关节：屈曲 4/4，伸展 2/2。

　　踝关节：背伸 2/2，跖屈 3/3。

3.2 步态观察结果和起居动作、检查结果的关联性

以下针对本病例步行异常和起居动作时出现的异常问题的关联性进行讨论。

◼1 躯干、骨盆的支撑性和稳定性的降低

首先，介绍躯干和骨盆的支撑性和稳定性的降低。正常步行中，躯干根据步行时期保持前后左右对称性，既不太快也不太慢，一边保持适当的位置一边随着下肢运动。这个恰当的位置在步行时的支撑面中心附近。即正常步行时，身体中质量最大的躯干保持对称性，使身体重心在步行时稳定。保持这样的对称性，就不会产生大的动摇，可以实现高效稳定行走。

在步行过程中，躯干充当中心。在这个作用下，躯干跟随运动的下肢运动，并且使下肢高效工作。但是，在本病例中，患者躯干几乎在整个步行周期中都呈前倾姿势。躯干前倾的原因与在步态讨论中所讲解的一样，通过使用拐杖向前扩大支撑面，并将重心放在其中，从而获得步行时的移动方向即前方的稳定性，由此增加步行稳定性。但另一方面，由于拐杖负重的增加，上肢负重也增大，身体重心向前方偏移过大，步行时的地面反作用力也相对于下肢大幅向前倾，所以步行的能量效率变差。躯干这样前倾的原因一般是膝伸肌的支撑性过弱，所以躯干在代偿性地向前移动重心，将地面反作用力矢量通过膝前，通过膝关节后方组织的被动因素来获得稳定性。而在本病例中，如前所述，躯干和骨盆的支撑性降低是躯干前倾最大的原因。

具有相似异常特征的动作有很多，如用肘支撑床面坐起；不使用上肢支撑仅用下肢站起，臀部离开座椅时，上肢代偿性向前上举和躯干；骨盆屈曲不充分。这些起居动作中，使骨盆、躯干充分屈曲的腹肌和使骨盆前倾的髂腰肌的活动很重要。髋屈肌和髂腰肌不仅担负髋关节屈曲的作用，还担负腰椎前凸、骨盆前倾的作用。

另外，腰方肌具有提升的作用，它附着在脊柱和骨盆上，保障骨盆和下腰椎的稳定性，和臀中肌一起保障站立位时骨盆的横向稳定性。本病例的 MMT 结果为躯干屈肌 3 级，骨盆上提和髋屈肌 2 级，外展 1 级弱，由于这些肌肉活动困难，产生了这样的动作。

2 下肢摆动功能的代偿动作

继续叙述与推进相关的下肢摆动功能的代偿动作问题。正常步行的推进功能是从支撑相中期后半段开始到支撑相末期，通过小腿三头肌的离心性收缩的蓄积和释放，使身体向前移动。但是，在本病例患者的支撑相末期，看不到患者足部向前踢出的动作，之后的摆动相通过将骨盆或躯干向站立侧侧屈来抬起摆动侧下肢，进而利用骨盆的后倾和髋关节的屈曲、内收来迈出下肢。由骨盆、躯干向站立侧侧屈而产生的摆动侧下肢的抬高而获得足部与地面的间隙，进而通过骨盆后倾建立下肢向前推进的运动。即使在髋关节肌力较弱的状态下，也可以代偿使用骨盆后倾，相对地将下肢向前进方向迈出。

在前面步行分析中已经叙述过骨盆侧屈向右偏大的原因，右上肢利用 T 字拐杖向右侧扩大支撑面，以向右移动负重。相反，迈出右下肢时，骨盆不能向左侧大幅倾斜，没有像左下肢那样使用躯干、骨盆侧方代偿动作，通过髋屈曲向前迈出。右侧髋屈肌和左侧一样非常弱。因此，与左下肢相比，右下肢的步长变短。

由于踝关节功能低下产生的问题，与不用上肢支撑的站起伸展相的骨盆前倾和小腿前倾不足导致臀部不能充分抬起的原因相同。物理治疗检查所见的踝关节跖屈肌力 3 级，不足以完成支撑相末期的迈出动作。另外，双踝肌肉高度紧张会影响支撑相末期的异常和摆动开始的困难。特别是右下肢为了产生踝关节滚动，免负重和负重时产生的力量和运动是外因。推进及承重反应时两侧踝关节都难以发挥功能，这也是右下肢的摆动比左下肢小的原因之一。

3 承重反应期的制动

最后，介绍承重反应期制动困难的问题。正常步行的承重反应期有对推进过程中加速的身体和下肢进行减速的缓冲作用，这对肌肉的离心收缩性要求较高。正常步行时，股四头肌和髋伸展肌群、外展肌群同时离心收缩，能够阻止加速的身体运动。同时，以足跟为中心的足跟滚动，承担足跟触地后身体重心向前方顺畅移动的作用。本病例患者的下肢肌力非常弱，因此下肢在承重反应期很难发挥离心作用。步行周期中下肢关节的角度变化较小，负重时也处于角度恒定的状态。另外，从缓慢的足底触地也可以看出，患者下肢基本不能发挥承重反应功能。

4　患者的必需能力是什么

本病例患者的需求是"不累，想走得快"。但是，基于疾病特有的全身运动功能显著低下的特征，患者在日常生活中独立行走很困难。虽然患者处于低运动功能状态，但可以有效地利用患者残存功能和代偿进行步行。对于这个病例，在积极进行物理治疗的同时，需要充分考虑是否妥善提高了患者步行速度和安全感。虽然康复师要最大限度地尊重患者的步行愿望，但也要考虑到患者年纪比较大，步行时的疲劳感比较强。综合考虑物理治疗的进展和治疗对象的动机变化，再结合患者具体情况，也可使用安全感高的助行器和拐杖代偿功能。这个病例作为能够改善身体功能的病例，康复治疗师可开展比较积极的物理治疗。但是为了尽量减少患者疲劳感，延长步行距离，之后也需要对患者必要的能力康复进行指导。

4.1 提高骨盆和躯干的运动性

在本病例中，患者骨盆、躯干周围的运动能力下降，不仅是步行，坐起、站起时也可以看到由躯干肌运动能力下降引起的代偿动作。作为运动中心的躯干控制欠缺，支撑面变换时，难以顺畅地将重心移动到支撑面内，坐起时骨盆前倾，站起时臀部离开坐面的代偿变大。在步行时，如果能使骨盆的稳定性提高，并且可以使躯干运动顺畅及稳定的位置定位，那么在其他动作中的运动也能顺利提高。

4.2 增强下肢肌力

本病例的承重反应和推进功能，步行所需的站立侧的侧方稳定性明显下降，以及下肢广泛肌力下降，这些都对动作产生不良影响。在本病例中，要优先增强骨盆周围肌肉的力量，提高步行的稳定性。要增强腰方肌、髋屈肌、外展肌、膝伸肌等肌肉的力量。

4.3 掌握步行方式

下肢痉挛和肌力低下共同导致患者的步行方式与正常步行方式相差甚远，且效率低下。使用内收肌的步行通过骨盆上提、旋转完成。另外双侧下肢均中等程度痉挛，特别是右踝阵挛很强，由于这些痉挛引起的肌紧张增加，为了弥补代偿下肢肌力不足，将下肢保持在伸展位，以产生支撑性。但这样的动作大幅损害了下肢的运动性。用下肢肌紧张增加的稳定性助长了下肢的变形、挛缩、疼痛等二次问题，因此需要抑制这些肌紧张，促进下肢的顺畅摆动。

4.4 提高步行耐力

由于步行效率差，步行时的疲劳感强，所以行动变得困难，日常生活中除了上厕所以外不行走。为了改善步行耐力，需要很大的运动量。而为了增加运动量，需要改善步态，以便步行更加容易。

5　恢复患者必需能力的治疗计划

5.1 提高骨盆和躯干的运动性

为了提高骨盆和躯干的运动性，在仰卧位进行骨盆、躯干支撑性训练、桥式动作，在坐位保持骨盆前屈及躯干伸展位，通过向前方、侧方进行够取训练来改善运动性。桥式动作通过使躯干、骨盆在空间上定位的运动来提高支撑性。在坐位保持骨盆、躯干伸展位时，进行骨盆后倾、腰椎后凸姿势向骨盆前倾、腰椎伸展转变的运动。通过这种运动训练，将上半身重心向支撑面前后移动并保持，可以提高上半身重心定位在支撑面前方的稳定性。开始阶段可以借助治疗师完成上半身、双侧上肢和骨盆的辅助运动，当动作熟练后，由于患者自己进行前方和侧向交替的够取动作，这样就增加了训练难度，即难度高的骨盆躯干部的运动性训练变成了负荷。

5.2 骨盆、髋关节周围肌力增强训练

下肢肌力多为 MMT2 级，肌力非常弱，所以有必要考虑负荷的程度。在肌力增

强训练时，根据病例的肌力程度来改变训练策略，如主动辅助运动、利用自重或沙袋。训练强度和频率请参考其他书籍。在本病例中，肌力训练主要以增强髋关节周围肌肉、屈肌、伸展肌、外展肌肌力为中心。

5.3 关节活动度训练和肌肉持续牵伸训练

下肢有痉挛，肌紧张也是中高等程度状态。这种运动性麻痹引起的痉挛会使运动的柔软性下降，阻碍关节运动。另外，痉挛肌会随着运动过度活动，阻碍正常的肌肉活动。为了减轻这些痉挛肌的影响，需要谨慎进行下肢肌肉的持续伸展训练和关节活动度训练，特别是本病例患者下肢痉挛很强，需要对下肢整体进行训练。本病例中，针对肌紧张亢进的髋关节内收、内旋训练要谨慎进行。另外为了维持柔软性，不增强过度的肌紧张，有必要进行适当的肌紧张下的运动控制训练。要在坐位、卧位进行骨盆姿势保持训练、协调控制训练。在进行动作训练前，应先进行减轻肌肉紧张的训练。

5.4 提高步行耐力

机器人步行装置和带悬垂功能的步行训练需要大规模的装置，也可以使用这些训练装置的一部分进行训练。但因为这些装置并不普遍，所以在此不介绍它们的应用。如本病例所示，为了提高肌力弱、稳定性低的患者的步行耐性，必须尽量在提高步行稳定性的状态下行走。在不稳定的情况下行走，疲劳会加重，运动量也不能增加，因此需要通过稳定性比较高的步行来减轻患者的负担。进行物理治疗时，有必要使用提高稳定性的辅助工具。一般来说，要用安装骨盆的下肢支具进行训练。保持（辅助）躯干进行迈步练习，使用拐杖进行步行训练，以增加运动量、提高耐力。

在设定运动量（运动强度）的客观指标中，一般可以使用以下的加尔文法（年龄、安静时心率和靶心率的计算公式），简单地计算靶心率。

- 预测最大心率 =220− 年龄。
- 运动目标心率 =（预测最大心率 − 安静时心率）× 运动强度 %+ 安静时心率。
- 一般，全身耐力训练需要在 6 成强度下运动 40 分钟，或是 7 成强度下运动 30 分钟。但本病例体力明显低下，20~40 分钟的持续步行都很困难，所以考虑通过步行以外的运动提高全身耐力。训练时，要根据患者的主观疲劳程度设定训练强度。

■ 参考文献

1) 芝 啓一郎：特集　予後予測に基づいた脊髄不全
損傷の初期管理　脊髄不全損傷. J Clin Rehabil，
20：416-417，2011

2) 「脊髄損傷マニュアル　リハビリテーション・マ
ネージメント」(安藤徳彦，他 / 著)，医学書院，
1992

3) 「PT マニュアル　脊髄損傷の理学療法」(武田
功 / 著)，医歯薬出版，1999

4) 吉村 晋，他：頸椎損傷患者におけるバクロフ
ェン髄腔内投与療法の経過. 理学療法科学，5：
641-644，2010

5) 千野直一：神経筋接合部と A 型ボツリヌス毒素
製剤. Jpn J Rehabil Med，50：298-305，2013

6) 長内孝則，他：特集　装具と理学療法　脊髄損
傷者に対する交互式歩行装具—RGO·ARGO を
使用して—. 理学療法の歩み，14：38-44，2003

7) 和田 太：不全脊髄損傷のロボット補助歩行訓練
. Jpn J Rehabil Med，49：508-511，2012

8) 上出直人，他：非外傷性不全脊髄損傷患者に
対する体重免荷トレッドミルトレーニング
(BWSTT) が歩行能力に及ぼす影響. 理学療法
学，33：7-13，2006

9) 「運動療法学　障害別アプローチの理論と実際」
(市橋則明 / 編)，文光堂，2008

10) 藤縄光留，他：不全型脊髄損傷者の歩行再建と
理学療法. PT ジャーナル，43：203-211，2009

■ 推荐阅读

1) 「ボディダイナミクス入門　立ち上がり動作の
分析」(江原義弘，山本澄子 / 著)，医歯薬出版，
2001
⇒健常な立ち上がり動作について詳細に記載さ
れている. 解析データも動きの理解に役立つ.

2) 「運動療法学各論　高齢者の機能障害に対する
運動療法」(市橋則明 / 編)，文光堂，2010
⇒高齢者に対する運動療法の根拠やプログラム
が豊富に記載，虚弱患者の運動にも適応でき
る.

概述

1 疾病的概要

1.1 股骨颈骨折

股骨颈骨折与肱骨头骨折、桡骨远端骨折、腰椎压迫性骨折是老年人常见的四大骨折。受伤原因多为跌倒，平地站起跌倒的情况约占75%，比起室外，室内受伤的情况较多。也就是说，由于步行能力下降，骨质疏松症或全身肌肉力量下降，股骨颈骨折在日常生活中经常发生。因此，术后的物理治疗需要在日常生活中切实可行，并需要结合预防跌倒和再次骨折的运动疗法。此外，股骨颈骨折有不同的治疗方法和物理治疗方法，这取决于股骨颈骨折的部位是在关节囊内（狭义的股骨颈骨折），还是在关节囊外。因此，骨折类型的评价很重要（图3-4-1）。

根据流行病学的调查，在1998~2000年发生的股骨近端骨折中，转子间骨折的比例占55.7%。按年龄来看，过了60岁后转子间骨折发生率逐渐上升，70岁之后急剧增加。另外，过了75岁，与股骨颈骨折相比，转子间骨折的发生次数更多，80岁以后，转子间骨折的发生次数压倒性增多。造成股骨转子间骨折所需的外力，老年人为2100~3100N。而由于摔倒而施加在股骨上的力为4000~5600N。因此，要充分考虑跌倒造成的股骨转子间骨折。

1.2 腰椎退行性病变

人的脊柱由7个颈椎、12个胸椎、5个腰椎和骶椎、尾椎构成。颈椎支撑着头部，

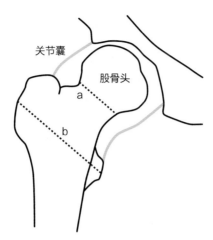

图 3-4-1　股骨颈骨折与转子间骨折的不同

a. 股骨颈骨折，骨折线在关节囊内；b. 股骨转子间骨折，骨折线不在关节囊内

胸椎支撑着头部和上肢，腰椎则进一步支持胸部的重量。因此，颈椎和腰椎保持前凸、胸椎保持后凸等生理曲线，有效地支持着重量。上下椎骨有 3 个支撑点，分别是前面的 1 个点和后面的 2 个点（图 3-4-2A），前面的椎体间存在椎间盘，后面的部分存在椎间关节。椎间盘在站立位和坐位时受到的力是卧位的 4 倍和 5 倍，椎间盘变性随着年龄的增长而发生，20 岁以后慢慢开始变性（图 3-4-2B）。

椎间盘的外周被称为纤维环的结缔组织覆盖，其中有具有缓冲作用的髓核。随着椎间盘的变性，其中的髓核从纤维环突出或脱出的状态被称为椎间盘突出。随着纤维环的变性，椎间盘的缓冲功能开始下降。纤维环周围的椎体产生反应性的骨质

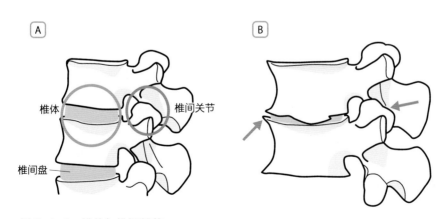

图 3-4-2　椎体与椎间关节

A. 正常的腰椎由椎体与左右椎间关节的 3 点来支撑；B. 腰椎退行性病变时特征是在椎体与椎间关节之间有明显的骨刺生成（明显的骨质增生）

增生。这是椎体的变形，当其发生在颈椎时，被称为颈椎退行性病变，在腰椎上发生的话，被称为腰椎退行性病变。随着年龄的增加，这些变形会不同程度的发生在我们身上，而且大部分人都会出现这个病变。另外，这些病名仅表示椎体有变形，而不反映患者的疼痛和病情。因此，物理治疗师需要从疼痛和身体功能的关系来推测患者的病情。

2　诊断和治疗的流程

　　股骨颈被关节囊包裹，血流不畅。股外侧和内侧回旋动脉的分支进入股骨颈，穿过关节囊并沿颈部延伸。此时，在关节囊内，被 Weitbrecht 支持带包裹（图 3-4-3）。因此，Weitbrecht 支持带受损后，为了防止股骨头的供血血管破裂、股骨头坏死，一般不进行骨接合术，而是进行人工股骨头置换术。

　　另一方面，转子间骨折是关节外骨折，虽然有血流，但是由于高龄导致骨质疏松，也有难以达到良好的固定性的情况。因此，从受伤时的 X 线片检查结果来看，按 Evans 分类（图 3-4-4）对骨折类型进行分类，要考虑术后并发症的风险。Evans 分类的 1 类 I 型、II 型是稳定型，1 类 III 型、IV 型和 2 类由于后内侧骨皮质破损程度较高，被称为不稳定型。后内侧骨皮质中有向骨内垂直突出的高密度板状结构，

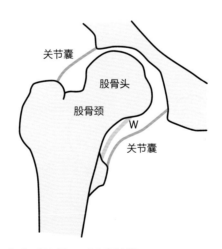

图 3-4-3　Weitbrecht 支持带
Weitbrecht 支持带是在关节囊内深层独立存在的。
股骨头供血动脉走行于 Weitbrecht 支持带内

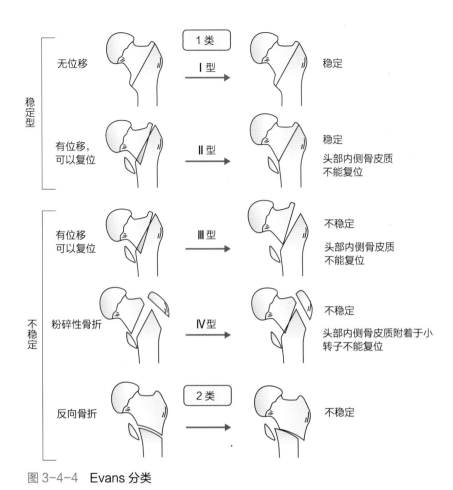

图 3-4-4 Evans 分类

被称为股骨距。坚硬的股骨距的存在，对于股骨转子间骨折，在插入钉子或螺钉时，即使在骨质疏松症加剧的老年女性脆弱的海绵骨内也能提供稳定的骨性支撑。因此，如果后内侧部损伤的话，骨折部位会不稳定。

3 本疾病引起的功能障碍

疼痛可能是影响股骨颈骨折术后物理治疗的第一个问题。预计患者之后还会出现肌肉力量下降和活动度受限等，因此运动疗法也需要被考虑在内。但是，疼痛与患者害怕跌倒的恐惧心理更难以推进运动疗法。因此，最初考虑的问题应该是疼痛。疼痛的原因大致分为三类。

第一类是由手术创伤造成。根据手术入路和术式的不同，手术创伤程度而不同，但可以通过调节髋关节外展肌肌力训练来控制疼痛等。另外，在从大转子插入髓内钉的情况下，大腿前部也会产生疼痛。因此，手术记录和从主刀医生处获取的信息很重要。第二类是受伤时外力造成的损伤。由于摔倒，大转子部增加了4000~5600N的外力。由于骨骼受到了损伤，周围的软组织也有可能受到损伤。考虑到这个原因，有必要对软组织进行评估和运动疗法。第三类是由于过度代偿对其他身体部位的影响。术后患侧难以充分负重，在此期间，健侧的负重增加。如果患者在受伤之前就有变形性关节炎，则受伤后患侧的负重相对地增加了，因此疼痛增加。另外，由过度代偿引起的肌肉痛，无负重引起的废用性肌肉萎缩，开始完全负重时的膝痛以及开始步行前后的腰痛等都是疼痛的原因。

除此之外，本疾病患者常因跌倒而骨折，跌倒原因也常被认为是患者的功能障碍。也就是说随着患者年龄增加和下肢运动量的降低，全身的肌肉萎缩，平衡能力降低，认知能力的降低都是跌倒的重要原因。

4　康复治疗的概要

股骨颈骨折、转子间骨折的物理治疗取决有于保守治疗和开放手术之间的差异，以及不同的手术步骤。这里介绍的是一般的物理治疗方案。

手术治疗最好在受伤后尽早进行，但在医疗体制等方面存在困难。因此在术前卧床期间要进行术前的物理治疗以预防废用综合征。内容有呼吸康复与关节活动度维持，以及强化患部以外的肌力等。但是，由于疼痛等的影响，很多情况下康复活动都无法顺利进行。

之前术后物理治疗从术后1周左右开始，以取得端坐位为目标，但是近年来，更早地开始了离床站起训练。术后实施早期运动疗法的话，关节活动受限会减少，但是会发生步行能力低下和不能施加负重的现象，疼痛和不安感是常常导致这种现象的原因。这种状态持续下去，患者就会形成代偿性步态，代偿性步态的持续会产生活动性下降的肌力低下的问题。

＊　　　＊　　　＊

病例 老年人股骨颈骨折、腰椎退行性病变

患者情况 患者为 70 多岁女性。夫妻一起在家生活。几年前因为慢性腰痛接受了骨科的检查。日常生活完全独立,购物也能走到附近的超市。家住在公寓里,有电梯,所以在日常生活中不经常爬楼梯,但是以前可以爬楼梯。另外,腰痛有一段时间是缓慢变化的,从步行训练开始,就一直说非术侧腰痛,被诊断为腰椎退行性病变。通过腰部侧面 X 线检查,该患者被认为是陈旧性第 11 胸椎压缩骨折。腰椎有整体的骨性萎缩,同时发现了 L2~3、L3~4、L4~5 的椎间距变窄,在腰椎正面 X 线片中发现了轻度的侧凸,骨刺形成。根据以上观察结果,诊断其为骨质疏松和腰椎退行性病变。

现病史 在自家厨房里,患者拿架子上的锅时,失去平衡跌倒。因为动不了,丈夫叫了救护车,被送到了本院。X 线片显示,右侧股骨转子间骨折（Evans 分类 1 类 II 型）。因此,4 天后使用伽马钉进行骨接合术。术后疼痛较轻,术后第 4 天开始站起训练,术后 2 周内允许完全负重。现在术后 3 周,使用 T 字拐杖进行步行训练。

1 姿势和动作的观察、分析和讨论

1.1 卧位

1 仰卧位 观察 （图 3-4-5）

仰卧位时右侧髋关节处于轻微外展、外旋,脊柱伸展位,满足以上要求的患者才能够采取仰卧位。同时在臀部、躯干的支撑面上,左侧承重更大。

2 仰卧位 分析

右侧髋关节处于外展、外旋位,考虑可以避免疼痛。在伽马钉法中,从髋关节外侧入路。为了避免对手术创伤部的伸展压力,考虑将髋关节置于外展、外旋位。另外,左侧骨盆、躯干负重增加,左侧最长肌和髂肋肌的紧张感增强。

1.2 端坐位

1 端坐位 观察 （图 3-4-6）

端坐位时骨盆后倾,腰椎前凸减小。胸椎屈曲,后凸增加。此外,在水平面上,初看躯干似乎处于中立位,但实际是骨盆右旋,躯干左旋。右侧髋关节外展、外旋,

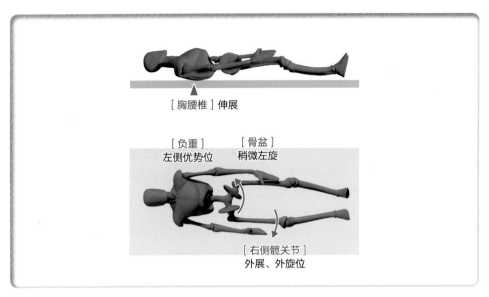

图 3-4-5　**仰卧位的观察**（老年人股骨颈骨折、腰椎退行性病变）

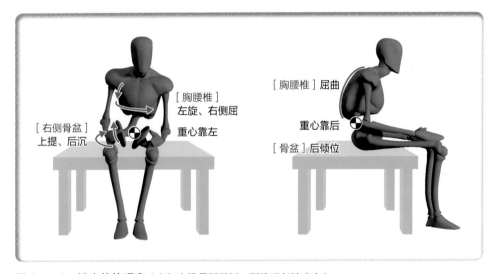

图 3-4-6　**端坐位的观察**（老年人股骨颈骨折、腰椎退行性病变）

负重在左臀部占优势。

2 端坐位 分析

　　骨盆后倾，腰椎前凸减小，上半身重心位于后方。为了代偿重心后移，胸椎屈曲增加，表现出所谓的圆背。此外，为了避免手术侧的负重，左臀部处于优势位支持体重，骨盆右旋。为了代偿骨盆右旋，躯干处于左旋位，所以乍看之下患者处于中立位。

1.3 站起

1 站起 观察

从端坐位到臀部离床（屈曲相）

虽然在胸椎移行部发生了躯干屈曲，但在保持腰椎前凸的状态下，下腰椎不过分屈曲，不会产生骨盆前倾。另外，在该躯干屈曲运动时，发生了在腰椎移行部的非手术侧的侧屈与手术侧的旋转运动（图 3-4-7）。在非手术侧施加负重的状态下，臀部离床时，足趾与踝关节发生背伸运动。

从臀部离床到站立位（伸展相）

首先产生膝关节伸展运动，该膝伸展运动延迟，产生髋关节伸展运动（图 3-4-7）。髋关节、膝关节屈曲大约 30° 时，在胸腰椎移行部产生伸展运动。同时，手术侧的骨盆后倾，髋关节、膝关节屈曲站起。

2 站起 分析

处于屈曲相时，在躯干屈曲运动时，维持腰椎前倾的屈曲运动比较困难。因此，没有发生骨盆前倾运动，重心前移不足。在臀部离床时，由于地面的反作用力，产生使小腿后倾的旋转力矩（外部跖屈力矩）。与此相对，胫骨前肌和趾长伸肌收缩，背伸力矩生成（内部背伸力矩）（图 3-4-8A）。结果就是产生了足趾、踝关节背伸运动。

在伸展相，重心上移。髋关节和踝关节的运动较少，首先进行的是膝关节的伸展运动，需要比较强的膝关节伸展力矩，而踝关节跖屈力矩、髋关节伸展力矩的需求就比较小。因此，需要比较强的股四头肌肌力。如文中病例那样，在屈曲相将躯干上半部分向非手术侧侧屈，向手术侧旋转，重心向非手术侧移动，减轻了手术侧下肢的负重（图 3-4-8B）。

3 站起 讨论

站起动作中，重心向前移动后向上移动。与正常的站起动作相比，躯干前倾比较少的站起动作中，最大髋关节伸展力矩减少和最大膝关节伸展力矩增加，膝关节伸肌的负重增加。另外，如果臀部离床时骨盆前倾不充分，则髋关节伸展力矩和踝关节屈曲力矩变小。要将重心向上方移动，髋关节、膝关节伸展力矩、踝关节跖屈力矩是必要的。

在本病例的站起动作中，由于髋关节伸展力矩和踝关节跖屈力矩不足，需要膝

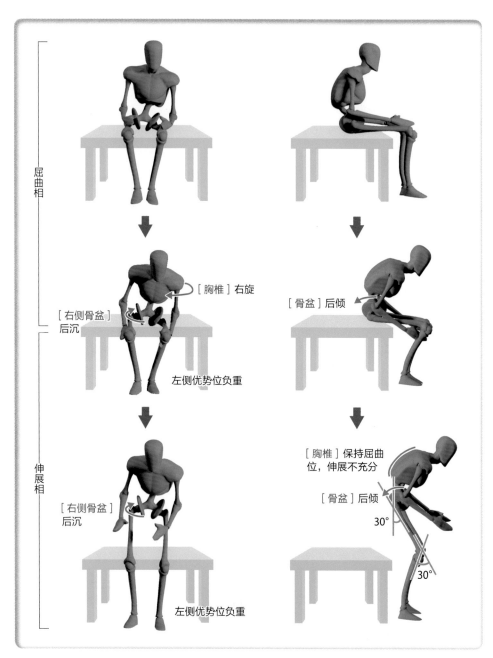

图 3-4-7　站起的观察（老年人股骨颈骨折、腰椎退行性病变）
从端坐位到臀部离床的屈曲相，以及从臀部离床到站立位的伸展相

关节伸展力矩（图 3-4-9）。但是，由于制动和免负重，手术侧下肢肌力低下。因此，为了减少负重，使上半部躯干侧屈、旋转。也就是说，检查下肢肌力很重要。

另外，在髋关节伸展力矩下降的情况下，臀大肌的肌电活动从臀部离床前开始，

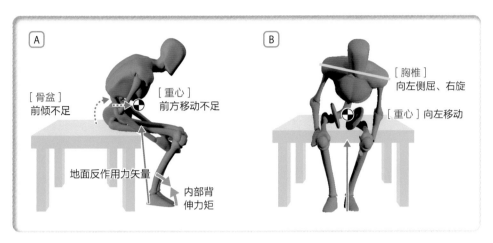

图3-4-8　**站起的分析**（老年人股骨颈骨折、腰椎退行性病变）

A.由于骨盆前倾不充分，重心向前移动不足，因此，地面反作用力矢量（→）通过了踝关节轴的后方，这样一来，踝关节内部背伸力矩起作用（→），踝关节从而产生背伸；B.躯干上半部分向左侧屈、右旋，重心向左侧移动，右下肢的负重减轻

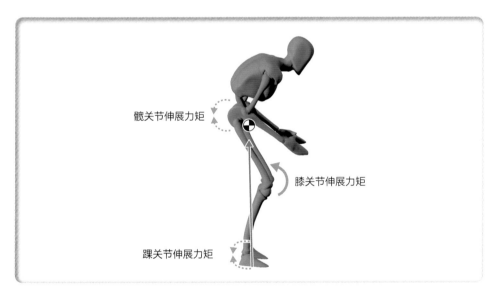

图3-4-9　**站起的讨论**（老年人股骨颈骨折、腰椎退行性病变）

因为髋关节伸展力矩与踝关节跖屈力矩不足，所以膝关节伸展力矩是必须的

而臀中肌在整个过程显示高的肌电活动。臀大肌在臀部离床前制动髋关节屈曲，在臀部离床后成为髋关节伸展的主要作用肌肉。这是因为习惯了髋关节伸展力矩低下的站起动作，髋关节周围肌肌力下降，产生臀部肌群萎缩，代偿性地增加肌肉放电。因此，评价这些肌肉的肌肉力量和肌肉紧张被认为是很重要的。另外，在肌力下降的例子中，不仅要单纯地增加肌力，还需要考虑适合肌力发挥时机的运动疗法。

1.4 站立位

1 站立位 观察 （图3-4-10）

髋关节、膝关节伸展不充分，躯干屈曲。骨盆后倾、向右侧旋转，右下肢的负重不足。此外，躯干左旋，与端坐位相同。

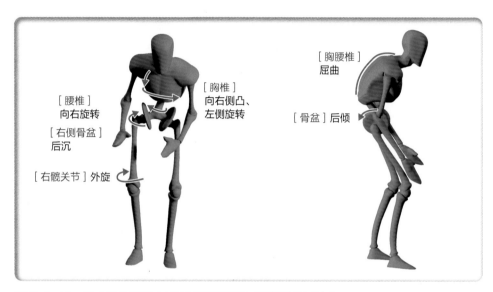

图3-4-10　**站立位的观察**（老年人股骨颈骨折、腰椎退行性病变）

2 站立位 分析

站立位姿势时膝关节屈曲位，骨盆后倾，重心位于后方。因为这个体位需要强大的股四头肌肌肉活动，所以通过躯干屈曲使重心向前方移动，减少股四头肌的负重。

3 整体姿势 讨论

在端坐位、站立位，呈现出骨盆后倾、胸椎屈曲增强的圆背姿势。但是，在仰卧位上，由于胸椎处于伸展位，可以认为胸椎的活动性得以维持。另外，骨盆向右旋转，减少向右侧的负重。胸椎向左旋转，左腰背肌紧张亢进。也就是说，为了减少右下肢的负重，使骨盆旋转，作为代偿使躯干旋转。另外，因为躯干、下肢的伸肌群活动性低，使躯干屈曲，因此形成圆背的假说是成立的。

1.5 功能伸展测试

❶ 功能伸展测试 观察 （图 3-4-11）

功能伸展测试（Functional Reach Test，FRT）有 18.5cm。测试的时候，膝关节保持伸展位，骨盆后倾，通过髋关节、躯干的屈曲运动从而使上肢向前方伸展。

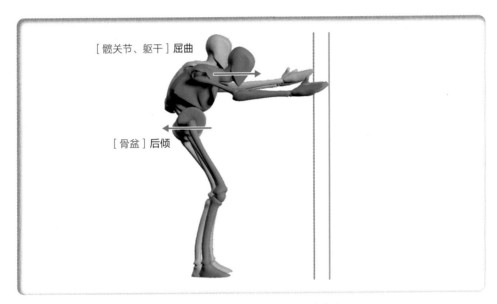

图 3-4-11　**功能伸展测试**（老年人股骨颈骨折、腰椎退行性病变）
从双侧上肢向前平举的站立位（灰色）到上肢尽可能向前移动（蓝色）。本病例中，患者保持骨盆后倾，髋关节、躯干屈曲。这种以髋关节为中心的姿势控制策略称为髋策略

❷ 功能伸展测试 分析

据报道 FRT 的值不到 25cm 的情况很多。因此，从现在的 FRT 的结果来看，跌倒风险很高。另一方面，从先前研究来看 FRT 与步行速度的关联性很低，与髋关节功能的相关性很高。Liao 等人将 FRT 实施时的方法分为髋策略、踝策略、联合策略三大类。

❷　步态的观察、分析和讨论

步态视频　老年人股骨颈骨折、腰椎退行性病变

矢状面　冠状面　水平面

❶ 步态 观察 （图 3-4-12）

左上肢使用 T 字拐杖。观察肢体为右侧。在首次触地的矢状面上，髋关节、膝

关节的屈曲增加，水平面上髋关节外旋，全足触地（图3-4-13）。在承重反应期膝关节的屈曲，但是踝关节跖屈较少。在支撑相中期，膝关节的伸展运动不足，重心向上移动较少，单腿支撑期短。另外，躯干侧移变大，对侧的骨盆旋前不足（图3-4-14）。在支撑相末期，髋关节、膝关节伸展不充分，对侧足首次触地向后延迟，产生脚后跟离地（图3-4-15）。摆动相前期，踝关节跖屈不足。摆动相初期，膝关节屈曲不足，骨盆保持右旋到摆动相中期。在摆动相末期，迈出去的腿通过髋关节伸展而恢复直立（图3-4-16）。此外，步行周期中髋关节的内收、外展范围减小，躯干向两侧的摆动幅度增加。

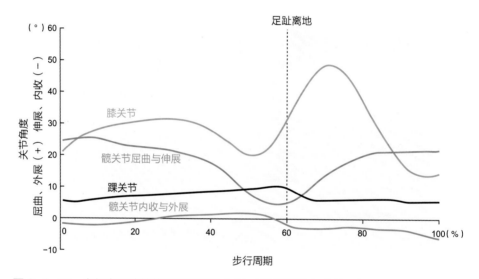

图3-4-12　**步行中下肢关节角度的变化**（老年人股骨颈骨折、腰椎退行性病变）
髋关节：首次触地屈曲角度较大，支撑相末期髋关节不发生伸展，活动度变小；膝关节：首次触地屈曲角度较大，支撑相中期到支撑相末期膝关节不伸展，整体运动范围在屈曲位时进行；踝关节：首次触地的踝关节与正常相比，处于背伸，承重反应期踝关节跖屈较少，摆动相前期踝关节跖屈也比较少

2 步态 分析（图3-4-17）

　　本病例患者步态的特点在于下肢关节的活动度较低。承重反应期的髋关节屈曲超过20°，这是因为躯干前倾，髋关节相对于骨盆屈曲不足。由此步长变小，髋关节屈曲力矩也变小，对于臀大肌与腘绳肌的负重减少。另外，整个步行周期，髋关节外旋。这可能是因为对侧骨盆旋前较少。特别是从支撑相中期到支撑相末期，由于重心留在后方，髋关节伸展力矩下降，髋关节伸展运动减少。

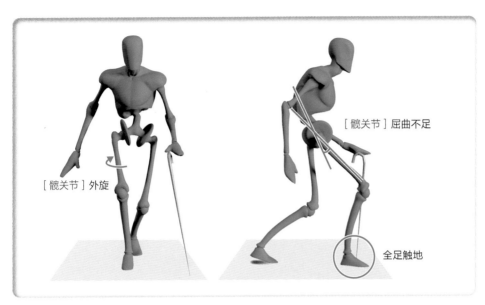

图 3-4-13　**首次触地（IC）的观察**（老年人股骨颈骨折、腰椎退行性病变）

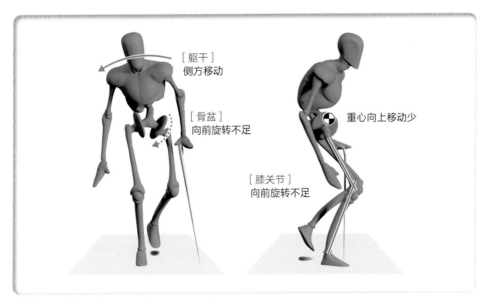

图 3-4-14　**支撑相中期（MSt）的观察**（老年人股骨颈骨折、腰椎退行性病变）

在承重反应期，膝关节伸展力矩不足，膝关节屈曲增强。

另外，在支撑相末期，髋关节、膝关节伸展时，踝关节没有跖屈。也就是说，在承重反应期没有充分的承重反应，踝关节 3 个滚动功能不充分。因此，推进功能也下降了。

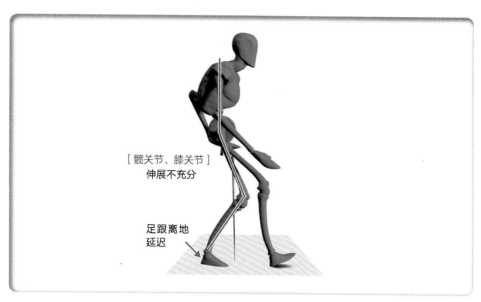

图 3-4-15　**支撑相末期（TSt）的观察**（老年人股骨颈骨折、腰椎退行性病变）

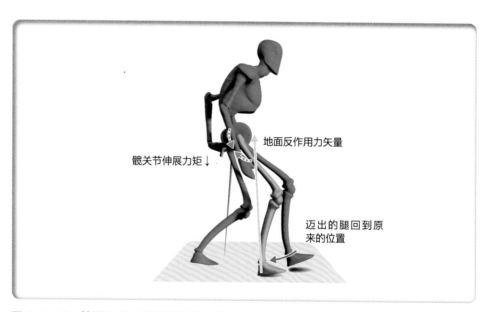

图 3-4-16　**拉回**（老年人股骨颈骨折、腰椎退行性病变）
摆动相末期拉回迈出去的下肢返回到原来的位置（➡）。因为地板反作用力矢量（➡）向髋关节中心靠近，髋关节伸展力矩（┈▶）低下

　　在冠状面上，髋关节内收、外展运动下降，但躯干左右晃动变大。从支撑相中期到支撑相末期，正常步行时会发生髋关节外展力矩。但是，本病例在那个时期发生了髋关节内收力矩，髋关节内收肌群发生离心性收缩。

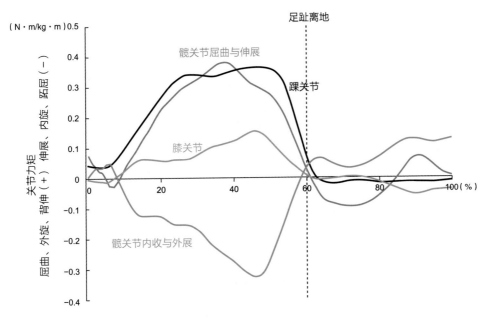

图 3-4-17　**步行中下肢关节力矩**（老年人股骨颈骨折、腰椎退行性病变）
髋关节：在承重反应期，通常髋关节屈曲力矩增加，但会产生伸展力矩，之后，在支撑相末期，会产生髋关节伸展力矩，但在本病例中会产生髋关节屈曲力矩；膝关节：在承重反应期产生的膝关节伸展力矩较少，在支撑相末期，没有产生膝关节伸展力矩，产生屈曲力矩；踝关节：在承重反应期，没有产生踝关节跖屈力矩，到支撑相中期，踝关节跖屈力矩增加

3 步态 讨论

本病例患者的主要问题是步行安全性和步行速度。作为影响安全性的运动，重心向侧方移动变大。重心侧移变大的主要原因是右侧髋关节周围肌肌力下降。在单腿支撑期，由于髋关节外展肌的收缩，骨盆置于水平位。若髋关节外展肌力下降的话，骨盆就会失去取得水平位的能力，摆动侧的骨盆则向下倾斜。但是，上半身的重心靠近支撑侧的髋关节中心，髋关节外展力矩就会变小。因此，上半身重心向右侧的摆动变大（图 3-4-14）。另外，这样的代偿动作可能维持了躯干的运动性。但是本病例对侧骨盆的旋前不充足，限制了躯干的运动性。重心侧移较大，存在较高的跌倒风险。

步行速度因身体重心的下降而加速，通过滚动功能转换为向前方的推进力。在承重反应期，髋关节屈曲力矩、膝关节伸展力矩不足，因此无法承受负重。另外，由于全足触地，足跟滚动不起作用，踝关节背伸运动减少，踝关节滚动也不起作用。再加上支撑相末期的踝关节跖屈力矩在减小，前足滚动的作用也在下降。因此，没有发生重心向上移动，重心下降运动也不充分。因为要代偿此现象，踝关节屈曲角度下降，通过拉回运动使步长减小，步行速度下降。在摆动相末期，如果出现拉回运动，则髋关节屈曲角度下降，首次触地的髋关节屈曲角度也会下降。此外，因为骨盆旋前不足，步长、步行速度也降低，所以地面的反作用力也变小。因此下肢关节力矩变小，患侧的支撑相时间减少。也就是说，可承受步行中躯干的动摇性和负重的下肢肌肉力量需要改善。

3　动作的典型异常和检查评估

患侧下肢负重减少是本病例动作的典型异常。下肢要支撑躯干、髋关节周围的肌肉，特别需要臀大肌、臀中肌、髂腰肌的收缩。随着年龄的增加，肌肉力量下降，由于股骨转子间骨折引起的髋关节周围肌肉力量下降，导致患侧下肢的支持性降低。因此，考虑在坐位、站立位，向左侧施加负重。

因此，进行徒手肌力评定时，髋关节周围肌肌力显著低下。另外，在姿势和动作中，右侧骨盆经常旋后。这也是阻碍下肢负重的主要原因之一，从触诊而言，右阔筋膜张肌、右腹内斜肌的肌紧张亢进。为了代偿这个肌紧张的现象，上半身左旋，以达到躯干的中立位（图3-4-18）。因此左侧最长肌和髂肌的肌肉紧张度很高，会产生压痛。在调整了骨盆和上半身的平衡之后，将肩关节下垂位、上举位作为躯干的旋转活动度进行测量，右旋20°时左腰部出现牵拉痛，而左旋45°时出现牵拉痛（图3-4-19）。肩关节上举位时，保持从腰部到上肢附着的背阔肌拉长的体位。在该体位进行躯干旋转时，发生牵拉痛，可能是活动受限严重的情况，可能由背阔肌受限引起。如果上肢下垂位和上举位没有差别，则疼痛和活动受限的原因可能与固有背肌有关。本病例的左腰部疼痛考虑是最长肌和腰髂肋肌的疼痛。

根据之前的研究，影响股骨颈骨折后步行能力的因素有年龄、肌肉力量、平衡能力、认知功能、脑血管障碍等既往史。另外，新井等人研究指出非手术侧的膝关节伸展肌力大于0.34kgf/kg，MMSE比13.5分多，并且指出对于没有脑血管障碍既往史的病例，独立步行的可能性变高。本病例没有脑血管障碍的既往史，MMSE的得分也有25分，考虑可以独立步行。膝关节伸展肌力虽然不能定量测量，但在

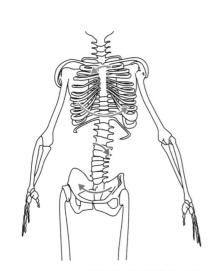

图 3-4-18　胸椎的旋转和腰椎的旋转

腰椎的右旋转、左侧屈（➡）与胸椎的左旋转、右侧屈（➡）这两种不同的运动叠加在一起取得中立位

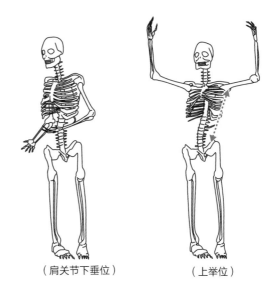

（肩关节下垂位）　　（上举位）

图 3-4-19　躯干的活动度测量

测定躯干活动度的时候，上肢呈上举位，背阔肌（┄▶）被拉伸，在此体位下，如果旋转活动度受限，则考虑是背阔肌受限

MMT 中却不足 4 级。另外，据报道即使 MMSE 在 13.5 分以下，如果非术侧的膝伸展肌力大于 0.40kgf/kg，独立步行的可能性也会变高。健康的老年人独立步行的必要膝伸展肌力为 0.30~0.36kgf/kg，有报道独立上下楼梯所需的膝伸展肌力在 0.40kgf/kg 以上，因此测量左膝的伸展肌力也很重要。

4　患者的必需能力是什么

4.1 获得步行能力

　　术后 1 年，约 50% 接受股骨转子间骨折手术的患者的步行能力能恢复到和术前大致相同的水平。功能预后的决定因素有受伤前的步行能力、出院后的家庭状况、术前的失智症、年龄等。本病例是高龄老年患者，但是术前步行是独立的，没有失智症，可以考虑以独立步行为康复目标。

4.2 获得躯干运动性

另一方面，从 FRT 和非术侧股四头肌肌力等方面考虑，综合患者现状考虑有再跌倒的高风险，需要提高患者平衡能力。具体来说，由于居住的房屋是公寓，房屋改建很困难，跨过玄关和厕所的小台阶所需要的平衡能力是必需的。此外，为了泡澡，需要有蹲在地板上等动作的平衡能力。这些平衡能力是下肢支撑着躯干、上肢重量的同时，控制拥有较大重量的躯干运动的能力，换句话说就是躯干的运动性。

4.3 改善肌肉功能

本病例的肌力下降不仅因为手术后制动导致废用性肌力下降，而且随着年龄的增加肌力也在下降。一般而言，随着年龄的增加肌肉量与肌力的下降被称为老年性肌肉衰减症。肌力下降与身体功能障碍呈非线性相关关系，肌力从中等程度急剧下降的时候，最容易出现身体功能障碍。

老年性肌肉衰减症的主要原因是年龄的增加，在进行中的老年性肌肉衰减症，由于患者日常生活活动也受到了限制，所以会在活动性低下的恶性循环（图 3-4-20）中产生废用性肌萎缩（包括快肌纤维的选择性萎缩与纤维数量的减少，肌肉内脂肪量的增加等）。另外，老年性肌肉衰减症和随后的活动性降低会进一步加剧身体虚弱和体质恶化，导致骨折和需要照护的状态。

老年性肌肉衰减症在 50~60 岁以后会变得愈发显著，肌肉量的减少和肌力的下降从 30 岁开始慢慢出现。速度和程度根据肌肉的不同而不同，大腿前部肌（股四头肌）、臀大肌、臀中肌、腰大肌、腹肌群、背部肌肉群等下肢和躯干的肌肉表现得最明显。这些肌肉群中，抗重力保持姿势的肌肉（姿势保持肌）很多，这些肌肉力量的下降会导致圆背等不良姿势，为了改善圆背，老年性肌肉衰减症的改善也很重要。

5　恢复患者必需能力的治疗计划

为了获得步行能力和躯干的运动能力，需要介绍与这些能力相关的关节活动度。但本书不涉及这些方法论的介绍，本节着眼于各个动作和运动的特异性，介绍运动疗法。

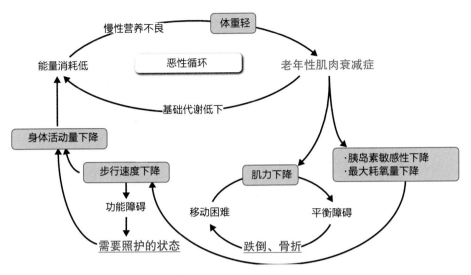

图 3-4-20 **老年性肌肉衰减症的恶性循环**
老年性肌肉衰减症引起的肌肉力量下降会引起平衡障碍，容易引起跌倒、骨折等问题。另外，由于基础代谢下降，能量消耗下降，形成慢性的营养不良状态，身体虚弱也会加剧。此外，由于胰岛素敏感性下降和最大耗氧量下降，导致步行速度和身体活动量下降，降低日常生活的独立性

5.1 获得步行能力

为了获得步行能力，在承重反应期的髋关节、膝关节伸展力矩变得重要。特别是本病例在首次触地时不能保持髋关节屈曲 20°，膝关节伸展，踝关节屈、背伸 0°。因此，需要在髋关节 20° 屈曲位、膝关节伸展位上进行负重练习。此外，臀大肌可以分为上部纤维和下部纤维，上部纤维的活动在首次触地急剧上升到 25%MMT，臀中肌也在首次触地急剧上升到 28%MMT。也就是说，步行中所需的臀部肌群的肌肉活动不仅仅是肌电活动，时机也很重要。

因此，以患侧踝关节轻度背伸位、膝关节伸展位，向前摆动，进行足跟触地的练习（图 3-4-21）。此时要指示患侧骨盆不要向后旋转，必要时要徒手控制，促进臀大肌、臀中肌的活动。如果可能的话将负重充分移动到患侧下肢，一边从 1cm 左右的台阶上向下走，一边使其足跟触地，从而提高负重（图 3-4-22）。

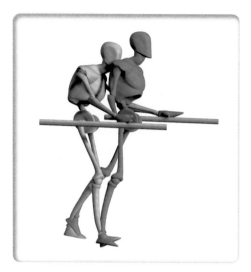 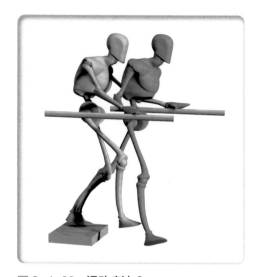

图 3-4-21　**运动疗法 1**
患侧踝关节轻度背伸位、膝关节伸展位，向前方
迈腿，足跟触地

图 3-4-22　**运动疗法 2**
从大约 1cm 高度的台阶下落时，使足跟触地。为
了对抗这种落下动作，需要保持身体各部分的位
置关系，从而增加了运动难度

5.2 获得躯干运动性

　　健康老年人中，臀中肌对步行中一侧稳定性的贡献度在降低，臀大肌和竖脊肌
的活动性会上升。因此，骨盆带和躯干的运动性会下降。另外，由于股骨转子间骨
折是在老年人身上发生的，所以像本病例这样，在受伤前就有功能障碍的人有很多。
本病例还发现了腰椎的变形，这是因为躯干肌群的功能低下。躯干的运动能力在站
立位和坐位时需要下肢的功能不同。也就是说，在站立位活动躯干时，骨盆的运动
变大，用下肢支撑负重，同时通过髋关节的运动来调节。另一方面，在坐位时，以
骨盆为基础，要求的是躯干的运动能力。因此，首先要确保坐位时躯干的运动能力，
进而引发站立位时躯干、骨盆带的运动能力。

　　在本病例中，右侧骨盆的旋后在坐位上也有出现。因此，首先在坐位上一边控
制骨盆的旋后，一边向右侧施加负重。此时，通过将左上肢向右前方伸展的运动，
可以促进上部躯干的右旋和向右下肢的负重（图 3-4-23）。站立位时，特别要降低
左侧最长肌的肌紧张程度。因此，一边促进右下肢的负重，一边进行向右后方旋转
运动。在这个运动中，髋关节、膝关节要保持伸展位，使右髂腰肌、臀中肌产生离
心性收缩。

5.3 改善肌肉功能（老年性肌肉衰减症）

改善老年性肌肉衰减症需要肌力训练。老年人的运动疗法中经常使用的步行训练并不是作为肌力强化训练来实施的。要强化肌力，如果不使用 65%1RM（1RM=最大上举负荷重量）以上的负重，效果不明显。但是，以股骨颈骨折为首，患有疾病或障碍的老年人很难进行高负荷的肌力训练。

作为实施低负荷强度增强肌力的方法，近年来广为人知的方法之一是加压训练。加压训练是在压迫四肢的根部并限制肌肉血流的状态下进行的训练方法，即使是 1RM 的 20% 左右的负荷也会引起肌肉增大和肌力增强，这个效果在老年人中比较受认可。在加压训练的低血流状态下进行运动，首先会导致肌肉的氧化水平降低，接着运动时的代谢产物局部堆积，由此产生生长激素和肾上腺素等激素分泌的激活。但是，加压训练伴随着外部加压的危险，仅以四肢为对象出发来看的话，临床应用很难。因此，"肌肉发挥张力维持法"（low-intensity exercise with slow movement and tonic force generation，LST 法）可作为今后临床期待应用的方法。一般情况下发挥肌肉力量的话，肌内压会提高，肌肉血流会被阻碍。抑制肌肉血流的最低负荷强度为最大肌力的 30%~40%，相当于 1RM 的 40%~50%。根据石井等人的研究，LST 法利用伴随肌肉收缩的肌内压的上升和肌肉血流的降低，在没有外部加压的情况下创造出与加压训练相同的肌内环境，以健康老年人（59~76 岁）为对象，调查 LST 法的效果。进行强度为 50%1RM 的伸膝和屈膝，8 次 ×3 组、2 次 / 周、8 周的训练，研究对肌肉量和肌力的长期效果。结果是无论等长性最大肌力或者肌肉厚度（股四头肌 + 股二头肌），只在 LST 实验群中有效果。也就是说，50%1RM 左右的负荷强度有改善肌肉功能的效果。

对于中老年人和女性，即使是自重情况下，下蹲也需要 30%~40% 的负荷强度。因此，4 秒左右从坐位到站起来，4 秒左右从站立位开始坐下这样的站起训练和下蹲也有可能有效（图 3-4-24）。

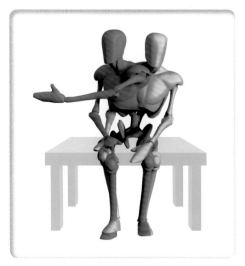

图 3-4-23　运动疗法 3
从左侧负重优势的端坐位向右前方伸展引出躯干、骨盆带的运动能力

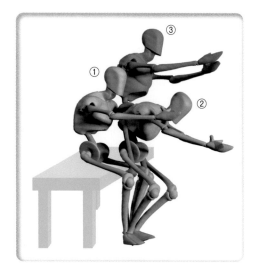

图 3-4-24　运动疗法 4
上肢向前方上举使得重心向前方移动。从这个体位开始站 4 秒（①→②→③），坐 4 秒，缓慢地运动

■ 参考文献

1）「ここがポイント！ 整形外科疾患の理学療法 第 2 版」（冨士武史／監，河村廣幸，他／著），pp129-133，金原出版，2006

2）Committee for osteoporosis treatment of the Japanese Orthopedics Association：Nationwide survey of hip fractures in Japan. J Orthop Sci, 9：91-95, 2004

3）Courtney AC, et al：Age-related reductions in the strength of the femur tested in a fall-loading configuration. J Bone Joint Surg Am, 77：387-395, 1995

4）Rovinovitch SN, et al：Prediction of femoral impact forces in falls on the hip. J Biomech Eng, 113：366-374, 1991

5）Harty M：The calcar femorale and the femoral neck. J Bone Joint Surg Am, 39-A：625-630, 1957

6）Garden RS：Low-angle fixation in fractures of the femoral neck. J Bone Joint Surg Am, 43-B：647-663, 1961

7）佐藤克己，他：大腿骨転子部骨折の手術療法—ガンマネイル法. 整形・災害外科，44：521-527，2001

8）浅井葉子，他：椅子からの立ち上がり動作における体幹前傾角度と下肢関節モーメントとの関係．J Jpn Health Sci，8：51-57，2005

9）Anan M, et al：Effects of variation in cushion thickness on the sit-to-stand motion. J Phys Ther Sci, 20：51-57, 2008

10）藤井貴允，他：立ち上がり動作の内部股関節伸展モーメント産出に影響する筋機能の加齢変化. 理学療法科学，28：463-468，2013

11）前岡　浩，他：Functional Reach Test に影響を与える因子—身長，年齢，墨黒中心点，体幹前傾角度および歩行速度による検証—. 理学療法科学，21：197-200，2006

12）市村和徳，石井佐宏：高齢者大腿骨近位部骨折の退院時歩行能力に影響を与える因子 ロジスティック回帰分析を用いた解析. 整形外科，52：1340-1342，2001

13）新井智之，他：大腿骨頸部骨折患者の歩行自立に必要な要因—決定木分析による検討—. 日本老年医学会雑誌，48：539-544，2011

14）山崎裕司，他：膝伸展筋力と歩行自立度の関連—運動器疾患のない高齢患者を対象として. 総合リハビリテーション，30：61-65，2002

15）山崎裕司，他：高齢患者の膝伸展筋力と歩行速度，独歩自立との関連. 総合リハビリテーション，26：689-692，1998

16）山崎裕司，他：等尺性膝伸展筋力と移動動作の関連—運動器疾患のない高齢患者を対象として—. 総合リハビリテーション，30：747-752，2002

17）大森圭貢，他：道路横断に必要な等尺性膝伸展筋力の目標値—高齢男性患者における検討—. 総合リハビリテーション，33：1141-1144，2005

18）Rantanen T, et al：Coimpairments as predictors of severe walking disability in older women. J Am Geriatr Soc, 49: 21-27, 2001

19）Xue QL, et al：Initial manifestations of frailty criteria and the development of frailty phenotype in the Women's Health and Aging Study II. J Gerontol A Biol Sci Med Sci, 63: 984-990, 2008

20）「Strength and Power in Sport」（Komi PV ed），pp319-328, Blackwell, 1992

21）「Gait Analysis 2nd edition」（Perry J, Burnfield JM），p107, Slack Incorporated, 2010

22）Lim YP, et al：Muscle function during gait is invariant to age when walking speed is controlled. Gait Posture, 38: 253-259, 2013

23）「Exercise, Nutrition and Environmental Stress」（Nose H et al, eds），pp119-138, Cooper Publishing Group, 2002

24）Takarada Y, et al：Effects of resistance exercise combined with moderate vascular occlusion on muscular function in humans. J Appl Physiol（1985），88: 2097-2106, 2000

25）Fry CS, et al：Blood flow restriction exercise stimulates mTORC1 signaling and muscle protein synthesis in older men. J Appl Physiol（1985），108: 1199-1209, 2010

26）Takarada Y, et al：Rapid increase in plasma growth hormone after low-intensity resistance exercise with vascular occlusion. J Appl Physiol（1985），88: 61-65, 2000

27）石井直方：サルコペニア-その予防策としての運動. 医学のあゆみ，236：519-524，2011

■ 推荐阅读

1）「運動器疾患の「なぜ？」がわかる臨床解剖学」（工藤慎太郎/編著），医学書院，2012
⇒大腿骨頸部骨折の理学療法を行ううえで必要な解剖学や運動学がまとめられている.

2）「観察による歩行分析」（月城慶一，他/訳），医学書院，2005
⇒大腿骨頸部骨折で出現する異常歩行も含め，異常歩行の原因が記載されている.

案例研究

第 5 节　脑卒中偏瘫

概述

1　疾病的概要

1.1 脑卒中的病型与机制

脑卒中是脑血管疾病中发作型（急性）的脑血管障碍。通常将其分为出血性脑血管障碍和阻塞性脑血管障碍，前者包括高血压性脑出血和蛛网膜下腔出血；后者为脑梗死，包括一过性脑缺血疾病，如短暂性脑缺血发作、可逆性缺血性脑疾病等。

出血性脑血管障碍的发生由老龄、高血压致脑动脉的中膜和内膜的血浆性动脉壁组织溶解及纤维素变性致血管坏死引起，形成小动脉瘤，再加上血压上升，动脉壁便发生渗出性出血，最终发生血管破损。

蛛网膜下腔出血是指蛛网膜下腔内走行的血管由于动脉瘤的破裂和脑动脉畸形引起破损后，脊髓液和血液进入脑蛛网膜下腔，呈整体的弥漫性状态。

脑梗死是指由于脑内血管狭窄、阻塞，使脑细胞氧气、葡萄糖供给不足致脑细胞坏死。脑动脉内膜中沉积着胆固醇和中性脂肪等脂质类物质，纤维性增厚及伴随溃疡和血栓形成等，可形成粥样斑，此时易发生硬化。本病好发于颈内动脉、大脑中动脉和椎骨动脉的起始部。粥样硬化的动脉会变狭窄，最终完全阻塞。这样脑血栓形成的脑梗死称为动脉粥样硬化性血栓性脑梗死。

动脉粥样硬化不仅见于颅内的主动脉，细小血管也会发生。尤其是贯穿于脑实质的细小动脉即穿通支，由于没有侧支循环，所以很容易发生梗死，这类脑梗死称为腔隙性脑梗死。此外，在心脏瓣膜形成的凝血块，从大动脉、总颈动脉等胆固醇硬化灶上剥落下的血栓栓子造成的脑梗死称为心源性脑梗死。

一过性脑缺血疾病是指微小栓塞、脑循环不良等引发的可在短时间内恢复的神经系统疾病。

1.2 脑卒中的病型发生率

日本脑卒中数据的病例中，除短暂性脑缺血发作外，从对 45021 个分析对象的统计结果来看，病型发生率分别为：动脉粥样硬化性血栓性脑梗死为 25.6%；腔隙性脑梗死为 24.1%；心源性脑梗死为 20.4%；高血压性脑出血为 14.6%；蛛网膜下腔出血为 6.8%；其他脑梗死为 5.4%；其他脑出血为 3.1%（图 3-5-1）。脑卒中危险因素有高龄、男性、高血压、糖尿病、血脂异常、吸烟、心房颤动、大量饮酒等，但应着重考虑疾病预防、预防再发的同时控制高血压。

在日本，脑卒中列居死亡原因第 4，每年约增长 13 万人。报道显示，总患者数约为 147 万人。脑卒中是造成卧床状态的主要原因，约占 40%，是需要护理状态原因第 1 位。这需要大量医疗护理专业资源，并引起经济上、人力投入的最大的问题。

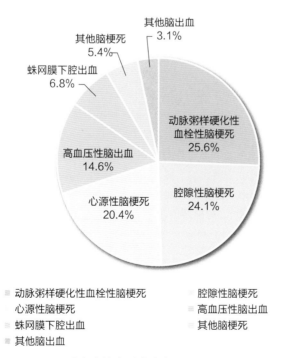

图 3-5-1　脑卒中的病型发生率

2　诊断和治疗流程

2.1 急性期诊疗与治疗

　　近几年，脑卒中相关医疗取得了显著成果。急性期诊疗配有被称为脑卒中护理单元（Storke Care Unit，SCU），或脑卒中照料单元（Stroke Unit，SU）的脑卒中专科病房和多种职业构成的专业脑卒中治疗团队[*1]，逐渐构筑高度的急性期治疗体制。

　　急性期脑卒中需要快速诊断病型和确定有无半暗带，然后开始最适合的急性期治疗，这将影响预后。通过急性期治疗阶段的影像学诊断判断病型和决定治疗方针速度是影响预后的重要因素，影像学诊断技术的进步是重要的一环。

　　急救搬运单侧麻痹、意识障碍患者时，仅通过神经症状是无法鉴别脑梗死和脑出血的，须首先对头部行 CT 扫描，必须明确诊断是否有脑出血。急救现场可使用的磁共振成像（Magnetic Resonance Imaging, MRI）设置数量成飞跃式增加，扫描时间也大幅缩短，具有弥散加权成像（Diffusion Weighted Image, DWI）、灌注加权成像（Perfusion Weighted Image, PWI）、T2 增强成像、磁共振血管成像（Magnetic Resonance Angiography，MRA）等各种不同的成像功能，可以帮助医生短时间内详细地获得正确的影像诊断结果。

*1　脑卒中专科病房

　　SCU 是以美国为中心建立的脑卒中诊疗体制（美国型 SCU），是以冠心病重症监护病房等 ICU 为模型建立的以急性期治疗为重点的脑卒中 ICU。SU 是以欧洲为中心建立的脑卒中诊疗体制（欧洲型 SU），为脑卒中专科治疗提供多职种的康复治疗方法的组织。日本诊疗系统的"脑卒中护理单元"（表 3-5-1）与欧洲型 SU 相比，更多的是以美国 SCU 为模型建立的。在日本，脑卒中护理单元包括美国型 SCU 的脑卒中护理单元功能病房和欧洲型 SU 的恢复期康复功能病房。

表 3-5-1　"脑卒中护理单元"的必要条件

- 以医院普通病房的治疗室为单位进行建立

- 本治疗室病床数在 30 个以下

- 实施脑卒中护理单元进行入院医疗管理时，需要配必要的医师

- 护士人数，应在本治疗室入院患者每增加 3 名时，增加 1 名护士

- 本治疗室需至少配 1 名常驻的物理治疗师或作业治疗师

- 脑梗死、脑出血及蛛网膜下腔出血的患者 80% 以上入院后都要入住治疗室内

- 进行脑卒中护理单元入院医疗管理的患者须充分使用专用设施（CT、MRI、脑血管造影等必要的脑影像扫描及进行诊断的设备）

- 进行脑卒中护理单元入院医疗管理的患者需要配有必要的器械和器具 [心肺复苏装置（气管插管套装、人工呼吸装置）、除颤仪、心电检测仪、呼吸机监护装置]

　　预计今后对急性脑卒中的诊断，首选方法将逐渐从头部 CT 转向 MRI，但现阶段有些医院没有配置这类昂贵设备；MRI 专业技师不足导致 24 小时 MRI 扫描体制无法健全的地方医院很多。但现在头部 CT 有了很大的改进，随着多层螺旋 CT 的出现和探测器的改良，在脑卒中初期也可以获取到脑出血和脑梗死的影像。CT 影像的读片能力决定着医师的水平，在这一点上，逐渐开发了新的计算机辅助诊断（Computer-Aided Diagnosis, CAD）系统，可以在脑梗死急性期时判断出低密度影。

　　上述方法是影像诊断技术的进步，为早期诊断病型和有无半暗带提供了帮助，使脑梗死患者溶栓治疗的效果有了质的飞跃。在日本，2005 年 10 月，急性期缺血性脑卒中静脉注射组织型纤溶酶原激活物（tissue-type Plasminogen Activator, tPA）疗法获得应用批准。2012 年 8 月，tPA 静脉注射疗法由仅适用于发病后 3 小时内进行延长到了发病后 4.5 小时。自此，使用 tPA 治疗的患者增加了约 2 成，但溶栓治疗的目的是为了在发生不可逆损伤之前将半暗带的阻塞血流重启，从而避免组织因血栓栓塞而易发生不可逆的损伤。因此，始终不变的是要尽早行 tPA 静脉注射以提升治疗效果。

　　此外，使用导管介入治疗进行的局部溶栓、机械碎栓、经皮脑血管腔内溶栓术、机械血栓清除术、Stent 留置术等脑血管内治疗进行血流重建，同时在预防脑缺血再发方面也取得了很大进步。

2.2 脑卒中相关的医疗环境维护

　　在脑卒中急性期治疗成功的前提下，调整周围医疗环境是不可或缺的一部分。在日本，医疗环境维护应遵照医疗法。依据医疗法中规定的以确保医疗供给制度的

基本计划作为医疗计划即可，省、市、城乡、镇、街道等制订计划后，有定期修订的义务（图 3-5-2）。

日本医疗计划制度

主旨
- 各都道府县，根据当地实情，制定能够确保当地医疗供给体制的政策
- 在管理医疗质量时，除了量（床位数）的管理外，一定要注重质（医疗安全与医疗合作）的评价
- 推动医疗功能分级与医疗合作，从急性期、恢复期一直到居家疗养，当地要提供不间断的医疗服务（译者注：区域完美医疗）

记录事项
- 与"四病五业"※相关的目标，推动医疗合作与居民信息提供有关的政策
- 保证居家医疗服务质量
- 保证医生、护士等医务人员的人数
- 保证医疗安全
- 设置二级医疗区、三级医疗区（译者注：日本一级医疗区等级最高）
- 标准床位数的计算等内容

明确医疗合作体制的构建
- 针对"四病五业"※，其需要的医疗功能在医疗计划中要明确其负责各种医疗功能的医疗机关名称，构建社区医疗合作体制
- 一定要简单明了的社区医疗合作体制，便于居民与患者理解医疗功能

※ "四病五业"… 即"四疾病"（癌症、脑卒中、急性心肌梗死、糖尿病）与"五事业"［急救医疗、灾害医疗、偏远地区的医疗、围生期医疗、儿童医疗（包含儿童急救医疗）］。2013 年开始实施的医疗计划增加了精神类疾病，即"五疾病五事业"。

图 3-5-2　**日本医疗计划制度**

随着医疗环境的变化，日本医疗法修订过 5 次，2006 年第 5 次修订对医疗法进行了大量的修改。2008~2012 年完成了第 5 次医疗计划的修订，现阶段第 6 次医疗计划修订从 2013 年开始。在第 5 次医疗计划中，修订了社区联合的构成，针对"四疾病"（癌症、脑卒中、急性心肌梗死、糖尿病）和"五事业"（急救医疗、灾害医疗、偏远地区医疗、围生期医疗、儿童医疗），各省市区县广泛、义务展开了以患者居民为中心的区域联合网络构建的医疗计划政策（现已在"四疾病"的基础上增加了精神类疾病，变为"五疾病五事业"）。

脑卒中急性期治疗能否取得成功取决于要从发病早期开始转移至有完备诊疗设施的医院。现行的医疗计划逐渐确立了包括急救转移措施在内的急性期脑卒中医疗措施。

脑卒中不只需要急性期医疗，同时需要恢复期、维持期（生活期）医疗，以及综合护理和各种福利。这些是为了在急性期已经在医院接受了急救的患者准备的体

制并进行联合，是决定急性期医疗效果的重要保障。为了各地区联合，日本制作了脑卒中社区联合临床通行证 *2，以实现脑卒中护理的无缝衔接。

> ***2　社区联合临床通行证**
>
> 　　社区联合临床通行证最早用于 1950 年美国工业行业，1990 年日本医疗机构据此开始考虑引入一部分。社区联合临床通行证被日本厚生劳动省定义为："多个医疗机构进行诊治时，包括分担任务，预先向患者提示和说明诊疗内容，能够使患者安心地接受医疗服务。其内容为根据每个机构的治疗经过，按诊疗方针，将诊疗内容、达成目标等诊疗计划进行公示。"随着急性期、恢复期、维持期（生活期）的各种病期变化，不同治疗团队相配合，使医疗机构每位医护人员都能专心治疗，缩短患者住院天数，诊疗进程标准化，减小各部门服务的差距，达到提高工作人员间交流的效果。此外，希望能够减轻患者和家属因转院引起的焦虑，使他们能了解治疗流程以安心治疗。

3　脑卒中的功能障碍

　　脑卒中的病情复杂多样。这是因为脑卒中是脑血管疾病，根据脑血流障碍的位置、程度不同，血管供应部位脑细胞功能衰竭、神经网络破坏等神经功能障碍不同。本病很难表现出固定的症状，典型症状为运动麻痹、感觉麻痹所致的随意运动障碍，导致协调性障碍、失语症、失认症、执行功能障碍等高级脑功能障碍。

3.1 运动通路、感觉通路障碍

　　运动指令是从布洛德曼 4、6、3、8 区等开始发出，经皮质脊髓束传导到脊髓前角细胞（图 3-5-3）。随后形成突触，新的神经元作为末梢神经的效应器传达信号给肌肉。上前角细胞传导信息肌肉的神经元。脑卒中引起的运动麻痹是由上运动神经元通路的某处发生障碍所致。

　　感觉信号是从感觉感受器开始经过一级神经元发出，通过脊髓后角传入脊髓内，痛温觉、某种触觉通过脊髓后角形成的二级神经元上行。位置觉、震动觉等通过脊髓后索上行，到达延髓处的二级神经元。信号通过不同的通路上行，到达丘脑处三级神经元，传至布洛德曼 3、1、2 区（图 3-5-4）。脑卒中引起的感觉麻痹是由第二、三级神经元通路障碍所致。

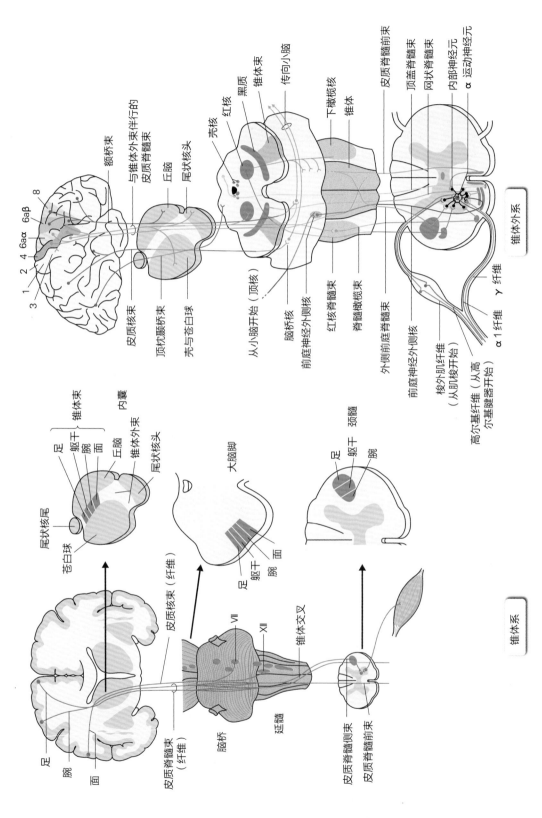

图 3-5-3　运动通路示意

练，目标是早期实现一天中大部分的轮椅生活。站立位训练也是从早期开始，站起训练是站起和坐下的反复，动作连续 30 次，每天 3 组。训练后体力加强是开始步行训练的标准。摄食和吞咽训练早期以经口摄取开始为目的，从安全地摄取开始。失语症早期重点是确保恢复实用的交流手段。由于受失用、失认、单侧空间忽略、执行功能障碍、认知障碍等意识障碍影响，患者通常不能进行正确的评估，需要在跌倒、坠落及误咽等风险管理下规范地重复离床生活。密切观察患者行动，从而确定患者障碍程度，以便对介入内容进行改善。

急性期的康复治疗目标是实现独立自我护理的日常生活活动（Activities of Daily Livings，ADLs）训练并推荐从早期开始使用支具进行步行训练。如今，急性期康复治疗可根据患者病情明确训练量，预防废用综合征和阻碍康复因素的发生，逐渐平稳过渡到恢复期的康复治疗。

4.2 脑卒中的康复治疗：恢复期

在日本，脑卒中患者通常从发病 2 个月开始到大约半年内在恢复期康复治疗病房（简称恢复期康复病房）进行康复。脑卒中发病后，瘫疾的恢复和功能提高是最可期待的阶段。恢复期康复病房是 2000 年新设立的病房，它是为了提高急性期病床周转率及针对疗养型占床患者入院，以减少医疗开支并以回归家庭为目的而建立。

恢复期康复病房要求患者在脑卒中发病后 2 个月以内入院，最长住院时间为 150 天，有高级脑功能障碍的重度脑卒中患者住院时间可延长到 180 天。恢复期康复治疗要平稳地维持急性期康复治疗期间防止废用综合征和避免阻碍因素发生的治疗效果，提高身体功能和获得实用的 ADLs 能力，以尽快出院归家为目标。因此，预防因入院时的环境变化而引起的跌倒、坠落，消除精神不安是十分重要的。

此外，根据患者身体功能恢复及 ADLs 能力进行训练，让"可能做的 ADLs"变为"正在做的 ADLs"，从而寻求多方面的对策。在有限的住院期间内，激发出最大的恢复效果，重要的是要以患者和家属为中心，医师、护士、物理治疗师、作业治疗师、言语治疗师、营养师、药剂师、医疗社会工作者等共同协助患者全面进行康复。此外，能出院归家的关键是要有居家医疗机构和护理人员合作。

恢复期康复治疗方案因个体差异、环境影响会难以确定，因此需要依靠治疗师的经验，现在各机构组成和目标设定存在差距。然而，从诱导中枢神经的可塑性变化、抑制废用引起的功能下降、促进运动学习等方面来说，训练量和训练频率增大，训练效果越好这一点无可争议。

今后的研究是要在具体的训练量和频率设定的取证的同时，在病房生活时间内提高患者活动性，考虑调整环境，将治疗师的康复方案概念带入日常生活中并实践。此外，就训练质量而言，对于该做什么和怎么做需要多样化的介入方法和开发各种机器设备，从临床层面整理出适应证和效果，希望实现有可循证地介入治疗。

4.3 脑卒中的康复治疗：维持期和生活期

维持期和生活期的康复治疗是以居家为中心，加速早期化的流程，之后患者从恢复期康复病房出院回家。将维持和提高急性期、恢复期康复治疗习得的能力为着眼点，重点是调整任务和环境以提高活动能力，使患者能积极地参与社会活动。此外，伴随年龄增长的身体功能下降，适当调整环境必须提出具体的实施方案使患者可能进行活动和社会参与。

* * *

病例1 脑卒中偏瘫

患者情况 年龄：70 岁；性别：女；身高：158cm；体重：60kg
诊断：脑出血后遗症。
既往史：自觉膝关节疼痛，在附近诊所接受运动康复训练，但日常生活存在部分功能障碍。
日常活动：全职主妇，负责全部家务。与朋友的社交活动也较多，与友人一周 3 次进行游泳池内的水中运动。也时常外出购物或旅行。
家人：育有子女二人，均已独立。现在与丈夫居住。
期望：尽快康复回家，并回访之前来探病的友人。

现病史 2013 年某日，入浴后出现左侧偏瘫症状，头痛，及时送医院急诊，送院途中意识清晰，但出现构音障碍、左侧半身麻痹、感觉障碍等症状。头部 CT 结果示右侧丘脑出血。诊断为脑出血后入院行保守治疗。
发病 51 日后，转至本院康复病区行物理治疗、作业治疗、运动治疗等恢复期康复。发病 4 个月后，以出院归家为目标行一日 9U（20min/U）的一对一康复训练。

在长期居住的区域内，为了帮助患者过上安全、充满生机的生活，不只是医疗和护理机构，当地的相关机构也必须参与进来。

1 姿势和动作的观察、分析和讨论

1.1 仰卧位和翻身

1 仰卧位 观察

仰卧位姿势中，患侧肩关节轻度外展、内旋位，肘关节屈曲位，前臂旋前位，手置于腹部。骨盆向患侧旋转，患侧髋关节外旋位，健侧髋关节轻度内收、内旋位（图 3-5-7）。

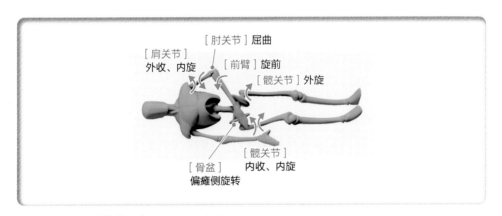

图 3-5-7　**仰卧位的观察**（脑卒中偏瘫病例 1）

2 向患侧翻身 观察

从上图仰卧位向患侧翻身是从健侧髋膝关节屈曲开始的。健侧髋关节屈曲、内收、内旋位，膝关节屈曲，全足底接触床面后，髋关节伸展，骨盆转向患侧。由此健侧臀部离开床面，随后健侧肩关节屈曲并水平内收，肘关节伸展，开始患侧的够取动作。几乎同时，患侧髋关节、膝关节开始屈曲。患侧手固定在腹部，同侧肩关节外展，肩胛骨上回旋未出现。骨盆与上部躯干几乎同时继续旋转，变至侧卧位（图 3-5-8）。

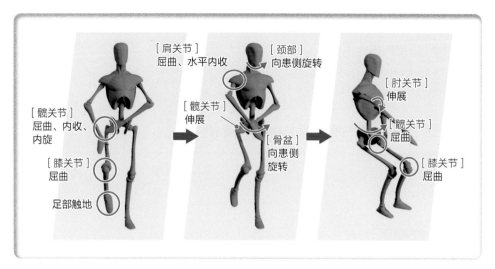

图 3-5-8　向患侧翻身的动作观察（脑卒中偏瘫病例1）

3 向患侧翻身 分析

从健侧屈髋屈膝，足部蹬住床面，使髋关节伸展开始，仰卧位下髋关节已开始内收、内旋，使骨盆向患侧旋转。由此，脊柱从尾端开始旋转，之后健侧上肢向患侧开始够取动作，上部躯干也随之开始旋转，但在几乎不出现体轴内旋转的状态下变至侧卧位。

4 向患侧翻身 讨论

首先，髋关节伸展是从健侧的髋膝关节屈曲，足底蹬住床面的状态下开始的。这个过程是患者在翻身动作中的力量来源。通常，翻身动作应先从头部的轻度屈曲与旋转开始，通过与翻身方向对侧的上肢够取动作诱发上部躯干旋转。但本病例患者却未使用该模式。因此，考虑腹部肌群与大腿前部肌群的肌力下降影响了下肢与骨盆运动及使胸廓的连动性下降，这也是导致头部与上部躯干的运动启动困难的可能原因。

健侧下肢作为力源诱发骨盆旋转后，如果脊柱的可动性没有问题，旋转应向头部逐渐传递，通过体轴内旋转完成翻身动作。但是本病例患者患侧肩关节外展与肩胛骨的上回旋启动困难，导致体轴内旋转受阻。因此，患者利用健侧上肢够取动作和上部躯干旋转作为动力，并未使用体轴内旋转。

5 向健侧翻身 观察

在上述仰卧位向健侧翻身的动作中，健侧髋关节、膝关节屈曲，之后患侧髋膝关节也开始屈曲。健侧髋关节外展、屈曲增加，成屈曲、外展、外旋位。患侧髋关节内收、屈曲，成屈曲、内收、内旋位。通过该运动，患侧臀部离床，随后健侧肩关节开始外展，健侧手抓住床边从头颈部的健侧旋转开始。通过该运动，患侧肩胛骨抬离床面，肩关节伸展，肘关节屈曲，肩胛骨回缩、下降。以此继续旋转状态，相对于骨盆，上部躯干旋转（图 3-5-9）。

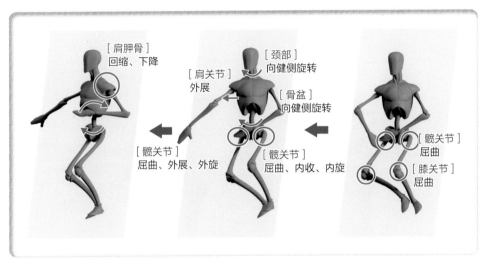

图 3-5-9　**向健侧翻身的观察**（脑卒中偏瘫病例 1）

6 向健侧翻身 分析

通过健侧髋关节屈曲、外展、外旋与患侧髋关节的屈曲、内收、内旋，使骨盆向健侧旋转。因此，尽管从脊柱尾端产生了旋转运动，但因患侧上肢处于肩关节伸展，肘关节屈曲，肩胛骨回缩、下降位，阻碍了躯干的旋转运动。随后，健侧上肢抓住床边，依靠头颈部向健侧旋转，带动上部躯干的旋转变至侧卧位，但上部躯干的旋转不充分。

7 向健侧翻身 讨论

动作的开始，患者使用了健侧髋关节屈曲、外展、外旋与患侧髋关节屈曲、内收、内旋，作为翻身运动中的旋转力源。与向患侧翻身相同，腹部肌群与大腿前面肌群肌力下降导致下肢与骨盆和胸廓的联动功能下降，因此，头部与上部躯干的运动是导致头部与上部躯干运动启动困难的可能原因。

1.2 端坐位和站起

1 端坐位 观察

患者床边端坐位，健侧上肢抓住患侧上肢，放在大腿上。

头部朝前，躯干前倾，颈椎前凸较大，腰椎前凸减小，胸腰椎整体成后凸，患侧躯干侧弯，骨盆后倾位向健侧倾斜。双侧髋关节较 90° 屈曲位略向后。健侧略微内旋，患侧外旋。膝关节 90° 屈曲位，踝关节背伸 0° 位（图 3-5-10）。

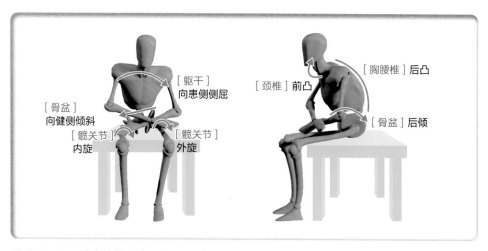

[骨盆] 向健侧倾斜
[躯干] 向患侧侧屈
[髋关节] 内旋
[髋关节] 外旋
[颈椎] 前凸
[胸腰椎] 后凸
[骨盆] 后倾

图 3-5-10　**端坐位的观察**（脑卒中偏瘫病例 1）

2 站起（坐位至臀部离床） 观察

患者床边端坐，从颈部屈曲开始身体重心向前下方移动，颈部与躯干在整体屈曲的状态下前倾，但骨盆不能与躯干同时前倾，而是在躯干前倾后臀部离床前瞬间前倾。臀部离床前瞬间颈部伸展，脊柱整体后凸减小；在躯干开始前倾时伴随轻度向健侧的旋转。双侧髋关节随骨盆前倾屈曲，且患侧外旋增大。踝关节背伸、膝关节屈曲随之增大（图 3-5-11）。

3 站起（坐位至臀部离床） 分析

患者床边端坐位，患者颈部屈曲启动身体重心向前下方的移动，但骨盆前倾未能同时发生，躯干整体为屈曲模式。因坐位时躯干向健侧旋转，在动作初期虽然出现健侧旋转，但随着躯干的前倾，由于患侧上肢有重量，患侧肩胛骨外展导致躯干向患侧旋转，在臀部离床前瞬间旋转回归至中立位。越接近臀部离床躯干的前倾停

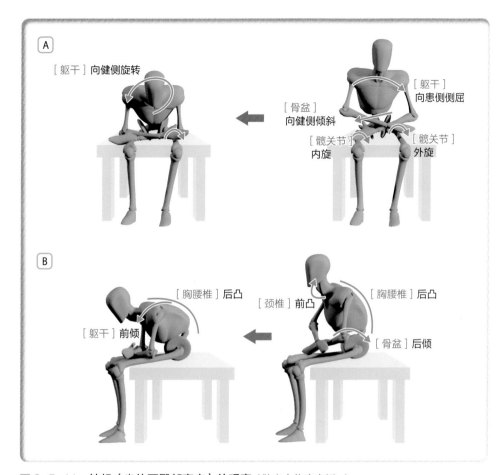

图 3-5-11　**站起（坐位至臀部离床）的观察**（脑卒中偏瘫病例 1）
A. 冠状面；B. 矢状面

止，颈部的伸展与骨盆的前倾，躯干整体后凸减小。尽管双侧踝关节的背伸与双侧膝关节的屈曲增大，但骨盆向健侧的倾斜迟于躯干的前倾，在臀部离床前瞬间才发生前倾，同时患侧髋关节外旋增大。

4　站起（坐位至臀部离床）（讨论）

之前的研究表明站起动作主要有三大要点。第一，躯干前倾并增加屈髋与伸膝的角速度，使重心前移速度增大的动量策略。第二，运动开始时躯干充分前倾屈髋，使臀部离床时重心位置能够投射在足部构成的基底面内的是稳定策略。第三，混合型的联合策略或稳定策略，也称力量控制策略，是运动速度较缓，主要利用下肢与躯干的伸展运动的策略。动量策略是运动速度较快，主要利用躯干前倾运动的运动能量型策略。

通常，健康人的站起动作利用的是动量策略。此时，骨盆前倾诱发躯干前倾，出现体轴内的相对伸展。躯干前倾运动使下肢各关节的力矩分配发生变化，提高臀部离开床面及下肢关节伸展的效率，使动作能够更轻松地完成。但是，躯干运动时利用的是加速性动能，则控制起来会难度加大。

本病例的动作策略选择的是，运动速度较迟，骨盆前倾发生于从上部躯干开始的整体前倾之后，在没有体轴内伸展的状态下，躯干大幅度前倾的稳定策略。其原因可以考虑以下几点。

首先，骨盆前倾带动身体重心前移，而保障此过程的下肢肌群的支撑性不足，导致控制困难。另外，为了保持躯干伸展的躯干肌群收缩不足的可能性也应考虑。

在此基础上，从骨盆向健侧倾斜，患侧髋关节外旋增大等方面来看，可以推测与下肢负重相关的踝关节跖屈、膝关节伸展及髋关节伸展肌群的收缩不充分，也是动量策略难以发挥作用的要因之一。

5 站起（臀部离床至站立位）观察

臀部离床后，首先出现躯干整体后倾与向患侧的旋转，接着双髋关节伸展、内收、内旋，躯干后倾停止之后，双髋关节外旋，患侧髋关节同时伴有外展。双侧踝关节从背伸位向跖屈位，双侧膝关节从屈曲位开始伸展。膝关节完全伸展之后，髋关节伸展，骨盆后倾再次变为站立位姿势。动作结束后，双髋关节与躯干处于轻度屈曲位，骨盆处于后倾位并向健侧倾斜（图3-5-12）。

6 站起（臀部离床至站立位）分析

臀部离床后，运动从躯干后倾开始，出现身体重心向后方移动。

之后，通过双髋关节的伸展引发骨盆后倾，然后是躯干后倾。包括骨盆在内的躯干后倾停止之后，膝关节伸展与踝关节跖屈，身体重心向上方移动。膝关节完全伸展之后，通过伸髋，骨盆后倾，使身体重心向后上方细微移动。

7 站起（臀部离床至站立位）讨论

通常，健康人使用的动量策略是臀部离床后膝关节伸展，继而踝关节跖屈，髋关节伸展，骨盆后倾的同时发生躯干后倾。另一方面，稳定策略在躯干前倾的惯性减小后，对下肢各关节伸肌群的活动要求增加。下肢关节伸展运动的顺序和程度与骨盆和躯干的后倾程度，根据下肢功能情况会表现为不同模式。

本病例患者是在出现躯干后倾之后，通过伸髋引发骨盆后倾、膝关节伸展及踝

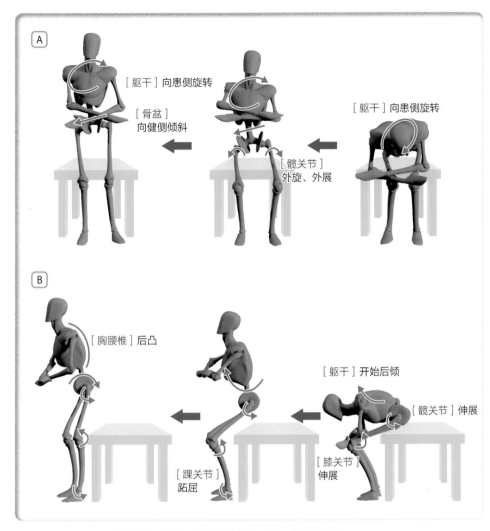

图 3-5-12　**站起（臀部离床至站立位）的观察**（脑卒中偏瘫病例 1）
A. 冠状面；B. 矢状面

关节跖屈。其原因可从以下几点考虑。

首先，臀部离床时控制骨盆前倾的伸髋肌群肌力不足，导致髋关节伸展力矩减小，躯干后倾的可能性较大。并且，在躯干后倾后开始要求伸膝时，膝关节伸展力矩增大。因为患侧伸膝肌群不能充分做功收缩，骨盆向健侧倾斜，优势使用健侧伸膝肌群的可能性较大。此时，躯干向患侧做旋转运动，考虑是为了能够直面前方所做的继发性调整运动。并且，臀部离床时，稳定小腿的踝关节背伸肌群收缩不足，不能随意发起骨盆前倾的可能性也应考虑。

步态视频 脑卒中偏瘫病例1
矢状面　冠状面　水平面

2 步态的观察、分析和讨论

1 整体像

使用 T 字拐杖与液压制动塑料足踝矫形器 [Gait Solution 液压制动塑料足踝矫形器（ Ankle Foot Drthosis，AFD），以下简称 Gs-AFD]，整体步行周期中头颈部与躯干轻度前倾，视线总是落在足部，虽然是 3 点式步行模式，但步长与步宽都较窄，步行速度较慢，患侧上肢为有轻度屈曲的联合运动模式，并固定在体侧。图 3-5-13 表示的是步行周期中患侧下肢关节角度变化。

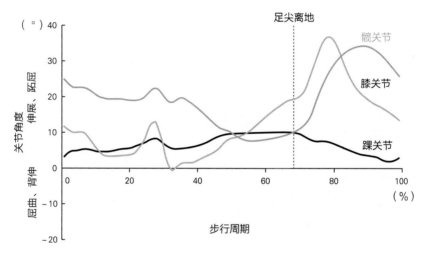

图 3-5-13　**步行周期中的下肢关节角度变化**（脑卒中偏瘫病例 1）

2 首次触地（IC）观察

尽管踝关节佩戴了 GS-AFO 保持在背伸 0° 位，能够全足底触地，但膝关节过度屈曲，髋关节的屈曲角度虽在正常范围内，但有过度外旋和内收。骨盆出现后倾和过度的后旋，以及同侧塌陷。躯干轻度前倾并过度后旋。健侧下肢足跟未抬离地面，为全足底触地的状态。髋关节、膝关节伸展不充分（图 3-5-14）。

3 承重反应期（LR）观察

踝关节从跖屈向背伸方向的运动未能出现，以背伸 0° 位的状态，膝关节从屈曲位急速伸展。髋关节在屈曲、外旋的状态下伸展，内收幅度减小。骨盆后倾幅度变小，但残留过度的后旋与同侧的塌陷。躯干过度向后旋转虽然减少，但是前倾增大，患侧出现侧屈。并且，健侧下肢的足跟离地严重延迟（图 3-5-15）。

4 支撑相中期（MSt）［支撑相末期（TSt）］ 观察

健侧下肢的支撑相初期先于患侧足跟离地开始，支撑相末期消失。踝关节只有轻度背伸，但因背伸不充分足跟未能离地。膝关节保持在正常范围的伸展位。髋关节的伸展运动停止，呈屈曲外旋位。骨盆前倾并残留过度后旋与同侧塌陷。躯干前

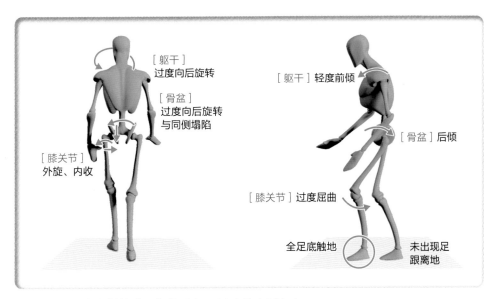

图 3-5-14　**首次触地（IC）的观察**（脑卒中偏瘫病例 1）

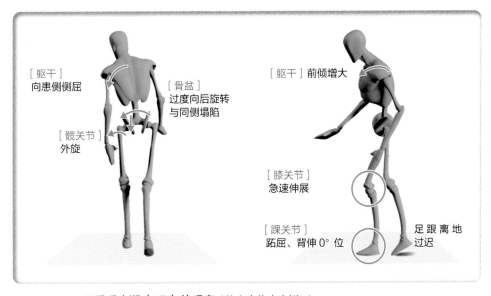

图 3-5-15　**承重反应期（LR）的观察**（脑卒中偏瘫病例 1）

倾角度增大，患侧侧屈状态下后旋减小（图 3-5-16、3-5-17）

⑤ 摆动相前期（PSw）观察

健侧下肢全足底触地后虽然足跟能离地，但不能充分跖屈，只能保持在背伸 0°位。膝关节屈曲在足跟离地后虽能出现但不充分。髋关节伸展困难，从屈曲位开始过度屈曲，足跟离地后外展外旋角度增大。骨盆前倾并过度向后旋转，但同侧塌陷

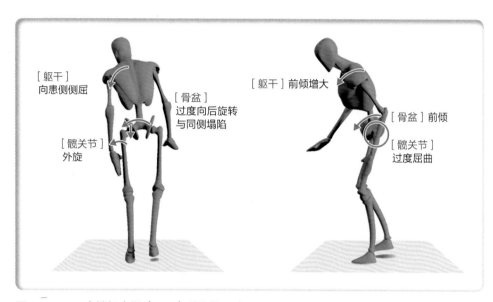

图 3-5-16　**支撑相中期（MSt）前期的观察**（脑卒中偏瘫病例 1）

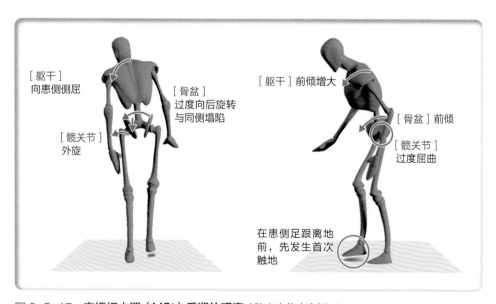

图 3-5-17　**支撑相中期（MSt）后期的观察**（脑卒中偏瘫病例 1）

有所缓解。躯干前倾位，仍残存过度向后旋转与向同侧的侧屈。健侧髋关节过度内收。患侧上肢屈肌群的联合反应增强，肘关节屈曲角度增大（图 3-5-18）。

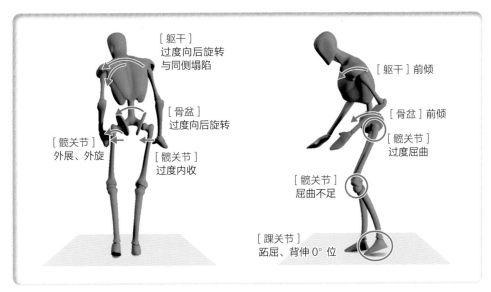

图 3-5-18　摆动相前期（PSw）的观察（脑卒中偏瘫病例 1）

6 摆动相初期（ISw）观察

踝关节背伸 0° 位，膝关节能屈曲，但极不充分。髋关节屈曲虽然在正常范围内，但存在外展、外旋。骨盆仍前倾，过度向后旋转虽有所减少，但同侧塌陷再次出现。在此状态下，健侧髋关节内收增大，身体整体向健侧偏移。并且，健侧下肢的踝关节背伸和髋关节伸展也不充分（图 3-5-19）。

7 摆动相中期（MSw）观察

踝关节背伸，髋关节、膝关节屈曲角度在正常范围内，但是髋关节外展、外旋偏位。骨盆前倾与过度向后旋转有所减小，但是仍有同侧塌陷。躯干前倾减小，但仍有向同侧的侧屈与向后旋转。并且，健侧下肢髋关节内收减小，但伸展不足且膝关节过度屈曲（图 3-5-20）。

8 摆动相末期（TSw）观察

踝关节背伸与髋关节屈曲在正常范围内，膝关节过度屈曲。髋关节外展与外旋残存，骨盆旋前不充分。躯干向同侧侧屈并过度向后旋转，健侧足跖屈后的蹬离地面与伸髋仍不充分（图 3-5-21）。

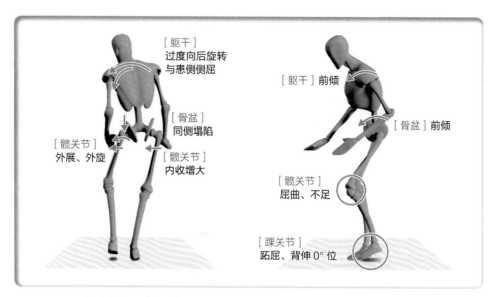

[躯干]
过度向后旋转
与患侧侧屈

[躯干]前倾

[骨盆]
同侧塌陷

[骨盆]前倾

[髋关节]
外展、外旋

[髋关节]
内收增大

[髋关节]
屈曲、不足

[踝关节]
跖屈、背伸0°位

图 3-5-19　**摆动相初期（ISw）的观察**（脑卒中偏瘫病例1）

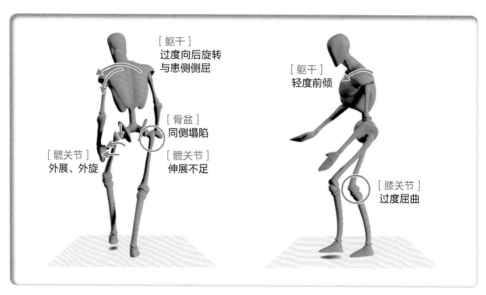

[躯干]
过度向后旋转
与患侧侧屈

[躯干]
轻度前倾

[骨盆]
同侧塌陷

[髋关节]
外展、外旋

[髋关节]
伸展不足

[膝关节]
过度屈曲

图 3-5-20　**摆动相中期（MSw）的观察**（脑卒中偏瘫病例1）

9 步态 分析

　　支撑相初期，患侧髋关节屈曲角度虽在正常范围内，但健侧未能出现足跟蹬离地面，髋关节与膝关节伸展不充分，骨盆与躯干过度向后旋转。因此，患侧髋关节伸展不足，全足底触地后小腿后倾，以较小范围触地。在进入支撑相后，随着健

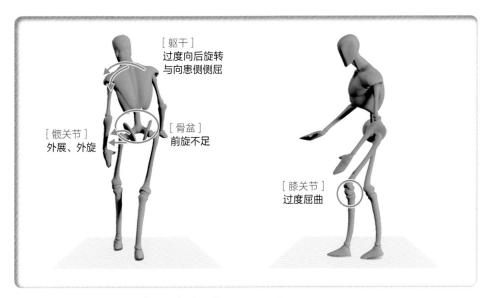

图 3-5-21　**摆动相末期（TSw）的观察**（脑卒中偏瘫病例 1）

侧足跟离地，重心移向患侧，尽管躯干的过度向后旋转有缓解，但仍有骨盆向后旋转与同侧塌陷。随着躯干的前倾，患侧发生侧屈。患侧全足底触地后，踝关节滚动功能不良，出现膝关节急剧伸展。

继承重反应期健侧下肢的延迟蹬离之后，虽然足尖离地后进入支撑相中期，但因患侧踝关节滚动功能受限，踝关节背伸微弱导致小腿的前倾角度较小。伸膝位下髋关节虽然能够伸展，但因骨盆与躯干的前倾导致伸髋不充分。并且，骨盆向后旋转使髋关节处于外旋位。踝背伸与伸髋诱导的前方移动不能出现，健侧下肢在足跟离地前已开始首次触地，患侧前足滚动功能不足导致患侧支撑相末期消失，健侧步长缩小。

因支撑相末期消失，患侧摆动相前期从健侧下肢的支撑相初期开始，因此双支撑期延长。患侧足跟离地前因健侧支撑相初期已经开始，因此未能出现跖屈和伸髋，屈膝范围不足。通过向健侧的重心移动，足跟离地后髋关节出现屈曲、外展、外旋，利用上提骨盆来减缓同侧塌陷。但因躯干向后旋转和患侧侧屈，健侧髋关节出现过度内收。

患侧踝关节因佩戴 GS-AFO 使踝背伸保持在 0° 位，从而避免了足趾拖地，但因膝关节屈曲角度不足，摆动相前期髋关节继续屈曲、外展、外旋，以保证足廓清。摆动相初期骨盆上提不充分更为显著，同侧塌陷再次出现，躯干向后旋转增强导致髋关节屈曲，向前推动患侧下肢。为了患侧下肢向前移动，健侧髋关节过度内收，只靠健侧下肢在基底面内保持着重心来前移患侧下肢，导致健侧伸髋与踝背伸不充分。

因为患侧下肢的前移是依靠患侧屈髋与健侧髋膝踝关节屈曲完成，因此摆动相中期患侧膝关节的可动范围看似正常，但实际上并未出现被动伸展运动。

由此，摆动相末期膝关节仍为屈曲位。只依靠健侧屈髋与踝背伸的重心前移范围有限，所以健侧踝关节过度跖屈、下肢蹬地，足跟离地出现过早。

摆动相末期，由于患侧膝关节过度屈曲与健侧伸髋不足，患侧下肢初始为全足触地。并且，为了保证患侧足廓清，摆动相全程髋关节都处于外旋位，骨盆后倾并过度向后旋转、塌陷，躯干也过度向后旋转。

🔟 步态 讨论

患侧下肢首次触地时，踝关节因佩戴 GS-AFO 保持背伸在 0° 位且髋关节屈曲在正常范围内，但因膝关节伸展不足及健侧髋关节、膝关节伸展不足，足跟蹬离不能出现，导致步长不足以使全足触地。原因可以考虑为骨盆与躯干过度向后旋转，患侧下肢不能充分前移。步长过小无法获得足够的前方推进力，虽然首次触地的冲击力减缓，但因全足触地导致踝关节滚动功能不能充分发挥。因此，承重反应期时当重心移向患侧，要求伸髋力矩增大时，由于伸髋肌群收缩不充分，无法发挥缓冲作用，导致膝关节出现急速过伸。此时期躯干前倾增大，考虑为缓冲作用下降导致的继发性代偿现象。

健侧下肢离地后患侧进入支撑相中期，踝关节滚动功能不充分，小腿不能前倾，健侧下肢向前摆动。因此，骨盆与躯干的前倾增大，髋关节伸展不充分。此时，骨盆向后旋转是前方移动不充分造成的代偿运动，前足滚动功能受限也是阻碍因素之一。而且，小腿三头肌收缩不充分，踝关节背伸与小腿前倾控制困难，足跟离地前健侧已经开始首次触地，患侧支撑相末期消失。因此，健侧步长变小，摆动相前期膝关节屈曲角度较小。在此状态下，为了保证充分的足廓清，需要踝关节急速较大的背伸。但因为踝关节随意性背伸困难，作为代偿髋关节外展外旋与骨盆上提，患侧上肢的联合反应增强。

在摆动相初期，为了代偿患侧膝关节屈曲不足，髋关节屈曲、外展、外旋，健侧髋关节过度内收，骨盆向患侧的塌陷再次出现。通过髋关节与骨盆的随意性运动，患侧下肢向前方摆动，摆动相中期至末期膝关节在不能出现充分被动伸展的状态下进入首次触地。

3　动作的典型异常和检查评估

3.1 物理治疗评估结果

- 布氏分期：左上肢 3 期，左手手指 3 期，左下肢 4 期。
- 感觉检查：浅感觉，左侧上、下肢中等程度钝麻。深感觉，左侧上、下肢轻度钝麻。
- 腱反射：左侧胸大肌反射亢进，左侧肱二头肌反射亢进，左侧膝腱反射亢进，左侧跟腱反射亢进。
- 肌紧张检查改良 Ashworth 分级：左侧肘关节屈曲肌 1+，左侧腕关节掌屈肌 1+，左侧膝关节伸展肌 1+，左侧踝关节跖屈肌 1。
- 关节活动度：左侧踝关节背伸 10°，左手近侧指间关节屈曲 75°，远侧指间关节屈曲 40°。

3.2 各体节间的节段运动性降低

分别观察翻身、站起和步行动作，最先注意到典型异常是动作生硬，缺乏流畅性。

1 翻身

首先，在翻身动作中，运动并未从头部轻微的屈曲和旋转开始，在向患侧和健侧两个方向翻身时，并未发现从下肢开始运动的体轴内旋转（图 3-5-8、3-5-9）。施行徒手肌力评定后发现，颈部复合屈曲运动（压额抬头颈部前屈，收下颌）肌力在 4 级水平，给中等阻力后不能完成全关节活动范围内的运动。因此推测是颈部屈曲肌群的问题。然而，在受检者胸廓到腹部位置放置 5kg 沙袋，或由检查者按住并固定，给中等阻力时，受检者可以完成全关节活动范围内的运动了（图 3-5-22）。根据这个结果，导致使头部抗重力屈曲的重要肌肉——颈部屈曲肌群的肌输出减少的原因是，作为肌肉起始附着部的胸廓部处于不稳定状态。

在翻身前的仰卧位姿势中，胸廓部的不动状态不是指由于肌肉活动，使胸廓部压在床面上不能活动的状态，而是让胸廓部的重量大于头颈部的重量，从而固定。

此时，通过肌肉活动将胸廓部和包含腹部在内的骨盆部连接成一个体节，相对于头颈部，增加胸廓部重量（图 3-5-23）。

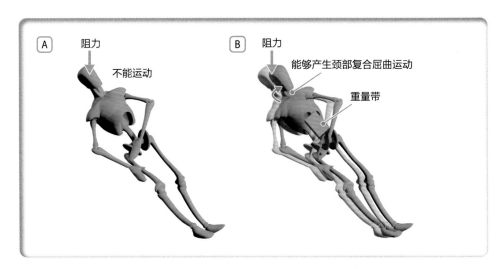

图 3-5-22   **颈部复合屈曲运动**
A. 给中等阻力后，不能引发运动；B. 从胸廓到腹部放置 5kg 沙袋，对中等阻力产生运动

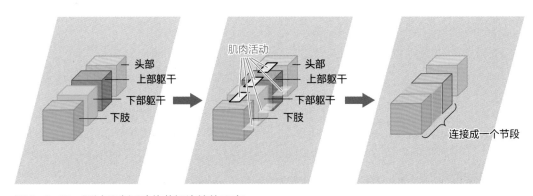

图 3-5-23   **通过肌肉活动体节间连接的示意**

因为偏瘫患者的腹部肌肉的肌张力和肌肉活动明显降低，在仰卧位时，一般认为胸廓[*3]向上并向外侧延展，但对此患者腹部做视诊发现下位肋骨向腹侧突出，触诊时腹部对压迫的抵抗感降低，腹壁整体呈现低张力状态。

根据以上结果，在翻身动作中，正常情况下身体的节段运动从头部开始，此时体轴内不旋转的原因是，腹部肌群在安静状态下肌张力低下，无法通过肌肉活动完成适当的体节间连接，以进行质量分布的转移（图 3-5-24）。

*3　胸廓

根据胸廓及肋骨的形状特征，将其比喻为鸟笼，英语为"rib cage（肋笼）"或"thoracic cage（胸笼）"。该术语用于描述胸廓形状和运动特征。

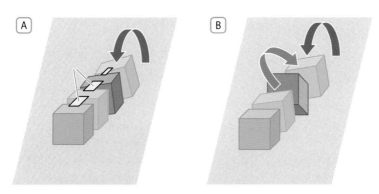

图 3-5-24　翻身动作时节段运动性低下的原因

A. 正常：通过肌肉活动身体各节段的连接功能正常的情况，头部运动时上部躯干固定和平稳；B. 异常：通过肌肉活动的连接功能异常的情况，上部躯干随头部运动而活动，下部躯干也受到了影响

2 站起动作

站起动作的起始姿势为端坐位姿势，骨盆呈后倾位，脊柱整体后凸（图 3-5-10）。正常人端坐时需要保持骨盆处于前后倾的中间位置，腰椎轻微前凸的坐位姿势，这需要竖脊肌群持续收缩，这样很容易引发疲劳。因此，躯干的重心线向后移，形成了弯腰的姿势。问题在于，与骨盆处于后倾位、腰椎前凸消失、脊柱整体后凸的姿势相比，该姿势更难矫正。

正常人在准备开始上肢活动时，或者视线或注意力突然转移时，骨盆容易前倾，重建脊柱的生理曲度。但是，即使嘱患者健侧的上肢向前够取，伴随骨盆前倾和腰椎前凸的脊柱伸展运动也没有产生（图 3-5-25）。

通常坐位姿势下，臀大肌等髋伸肌群和腰大肌、髂肌等髋屈肌群控制着髋关节上骨盆的前后倾运动。本患者的布氏分期下肢处于第 4 期，整体出现分离运动。但在相当于脑卒中病损评价量表（Stroke Impairment Assessment Set，SIAS）中下肢近端的髋关节屈曲测试的坐位姿势时，嘱患者完成单腿交互抬起滞空动作后发现，使健侧下肢滞空时，患侧的大腿向外侧移动，髋关节发生外展外旋。虽然也能使患侧下肢滞空，但与健侧相比活动范围减小，足部不能充分离开地面（图3-5-26）。

根据以上结果，患侧髋屈肌群和伸肌群的协调活动出现问题，难以控制骨盆的前后倾运动。

并且，端坐位姿势时，伴随骨盆的前后倾运动，在由臀部、大腿后部、足底面构成的支撑基底面的压力中心更有必要移动至靠近头部的近端体节的重心。

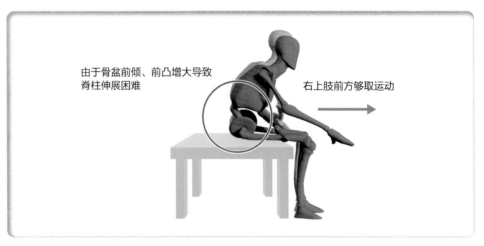

由于骨盆前倾、前凸增大导致脊柱伸展困难

右上肢前方够取运动

图3-5-25　端坐位健侧上肢前方够取运动

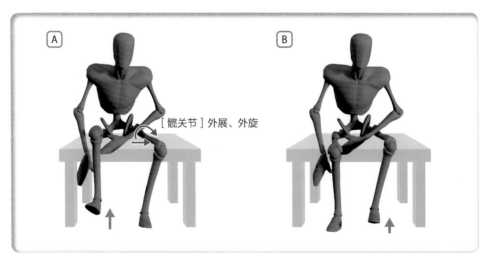

[髋关节]外展、外旋

图3-5-26　端坐位下肢滞空运动
A. 健侧下肢滞空时；B. 患侧下肢滞空时

为此，需要通过腹部肌群和椎旁肌群的协调活动，改变脊椎的曲度。但当患者被动进行骨盆前倾时，腰椎的前凸仅略有增加，脊柱并没有整体伸展。另外，被动前倾后使骨盆后倾时，脊柱也缺乏活动（图 3-5-27）。

根据以上结果，与翻身动作同样的，由于腹部肌群张力低，与椎旁肌群的协同变得困难，导致不能完成重心转移。

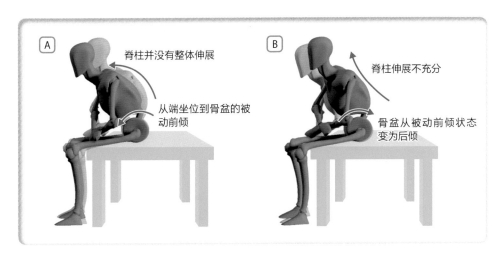

图 3-5-27　骨盆被动前后倾运动
A. 骨盆被动前倾时；B. 骨盆被动后倾时

由于端坐位姿势有问题，患者为了能够完成站起动作，骨盆前倾并没有随脊柱前倾产生联动，直到臀部离床（离开坐位面）时体节间不能进行节段性伸展。

3 步行

最后，能够观察出步行时节段运动性低下的特征是，摆动相末期膝关节过度屈曲（图 3-5-21）。这种偏离的步态是摆动相足廓清不足的代偿结果。患者布氏分期下肢处于第 4 期，站立位时膝关节屈曲时伴髋关节屈曲，SIAS 的下肢近端（膝关节伸展测试）为 2 分，可以做膝关节伸展运动但不充分。

根据以上结果，不仅摆动相末期时不能发生膝关节的被动伸展，而且从摆动相初期时的代偿性控制——髋关节屈曲、外展、外旋引起的膝关节屈曲中，分离出膝关节伸展也变得困难。

3.3 患侧下肢伸肌群的协调性支持功能下降

观察动作后发现运动的不稳定性是问题点。例如站起动作时，臀部离床（离开坐位面）时可见躯干旋转和骨盆倾斜（图 3-5-11、3-5-12）。

站起时，如前所述，骨盆前倾并没有随脊柱前倾发生联动，直到臀部离床（离开坐位面）时体节间不能进行分节段伸展。这是由于存在髋关节屈肌群和伸肌群的协调性活动的控制问题和控制头端体节位置的躯干前面肌群和椎旁竖脊肌群的协调性活动问题。但对患者进行徒手肌力评定后发现，患侧髋关节、膝关节的伸展，踝关节的跖屈肌群处于 2 级水平。SIAS 的下肢近端（膝关节伸展测试）的得分为 2 分。由此分析，此患者控制身体重心向前方移动的患侧下肢伸展肌群的肌肉收缩出现了问题。

并且，臀部离床，躯干后倾之后，髋关节和膝关节发生了伸展（图 3-5-12）。通常情况下，在躯干后倾的同时通过伸髋、伸膝及踝关节跖屈肌群的协调性活动，身体重心会上移，但从躯干运动与下肢伸展运动的分离，以及骨盆向健侧倾斜这两点来看，考虑是发生了肌肉收缩不良的患侧下肢伸肌群出现了协调性收缩问题。

步行时，从患侧下肢向单支撑期过渡时（承重反应期）到双支撑期（摆动相前期）感到不稳定。在承重反应期，能观察到膝关节的急剧伸展（图 3-5-15）。

为了吸收冲击力，承重反应期是步行周期中需要肌肉活动最多的时期。要求髋关节的伸肌群和外展肌群，膝关节的伸肌群有很大的活动。但本病例患者 MMT 显示髋关节和膝关节伸肌群肌力都处于 2 级水平，SIAS 的下肢近端膝关节伸展测试得分为 2 分，布氏分期处于下肢 4 期，从结果来看，髋关节和膝关节伸肌群的肌力输出不足，特别是作为单关节肌的大肌群活动导致吸收冲击作用低下是患者问题所在。

另外，从承重反应期到支撑相中期时观察到躯干出现大幅度前倾（图 3-5-15~3-5-17）。由于膝关节急剧伸展，小腿前倾受阻，踝关节滚动功能受损，为了使健侧下肢前移，躯干出现了大幅度前倾。同时，下肢肌群的协调活动使吸收冲击作用低下也对躯干的动摇产生了次要影响。

并且，患侧下肢的足跟离地前时，健侧下肢首次触地，支撑相末期结束时，观察到健侧下肢的摆动相缩短（图 3-5-16、3-5-17）。通常，支撑相末期时踝关节强大的跖屈肌群的离心收缩可使踝关节保持动态稳定，这使膝关节和髋关节也被动保持了稳定。但本病例患者患侧踝关节的背伸活动度受限为 10°，MMT 测量出踝关节跖屈肌群肌力处于 2 级水平，踝关节跖屈肌群的活动和关节活动度不足，因而踝关节不能保持动态稳定性。别外，根据支撑相中期时躯干前倾，髋关节不能处于伸展位，推测髋关节不能保持被动稳定，获得动态稳定的肌肉活动不足也是一个问题。

3.4 患侧踝关节背伸肌群问题引起的小腿和足部的运动控制功能下降

通常，在站起动作中，到臀部离床前小腿发生前倾运动，由于以胫骨前肌为中心的踝关节背伸肌群的收缩持续到臀部离床（离开坐位面）后，以保证膝关节完成伸展。而且，臀部离床（离开坐位面）时的地面反作用力点向后方移动，帮助身体重心向上方移动。

本病例患者布氏分期为下肢 4 期，但 SIAS 的下肢远端足部踏地测试（foot-pat test）得分为 3 分，虽能完成任务但动作的流畅性明显不好。从臀部离床（离开坐位面），躯干伸展后的膝关节伸展动作也能看出，在离床后小腿为了保持动态稳定，踝关节背伸肌群的活动可能不充分。

步行时，不使用 GS-AFO（踝足矫形器）裸足步行，摆动相初期没有产生迅速的踝关节背伸运动，发生了足尖的磕绊。为确保足廓清，骨盆和髋关节的代偿性运动增大。而且，患者布氏分期处于下肢第 4 期，站立位时踝关节背伸运动困难。根据以上结果，推测在摆动相，为与膝关节协调运动，踝关节跖屈和背伸保持在 0° 的踝关节背伸肌群活动不全。

4　患者的必要能力是什么

4.1 各体节间的节段运动

为完成日常生活动作，身体各体节的运动大部分是从运动量最多的肢体末梢开始的。此时，中枢部起到稳定作用以保证末梢的运动流畅进行。此时稳定指的是，运动开始前用肌肉将关节和身体的分节结合起来，稳定身体各部分使其有效活动。

姿势保持时，当肌肉活动处于最佳状态，可以实现有效和流畅的运动，本病例患者有必要提高处于低张力状态的腹前肌群的肌张力，以进行运动控制。并且，患者能够潜意识地调整到运动准备状态也很重要。

为了能够完成连续的运动变换，身体各节段间的肌肉收缩及连结程度随运动的变化而变化的能力是很重要的。

4.2 患侧下肢的协调支持功能

很早以前就有组织学研究报道，对于脑卒中偏瘫患者，患侧肌肉会发生的肌萎缩主要是废用性肌萎缩。因此，以患侧下肢的协调性肌肉活动为基础改善和预防肌力低下很重要。

站起动作和步行时，下肢的一个重要作用是支持身体。此时，通过身体重心移动和下肢关节活动，下肢肌群需要完成向心收缩和离心收缩的转换。本病例患者踝关节跖屈肌群和膝关节伸肌群有肌痉挛，离心收缩处于易于受阻的状态。而且，由于肌力低下和肌张力异常及感觉障碍导致的运动控制能力低下，容易造成下肢伸肌活动过度。

因此，需要保持和改善作为非反射性因素的肌肉弹性，适当地调整肌张力，活化认知过程（知觉、注意、记忆、判断、言语），锻炼患侧下肢肌群的协调支持功能以便进行运动控制。

4.3 患侧下肢小腿和足部的运动控制功能

前川等发现脑卒中偏瘫患者步行时踝关节背伸力矩减小的问题，由此推测可能由于踝关节背伸力矩减小，为了避免足尖的磕绊从而习得了异常步态。本病例患者在未穿戴 GS-AFO 行走时，出现了足尖的磕绊，增加了膝关节、髋关节的代偿运动，因此有必要穿戴 GS-AFO 行走。另外，站起时，由于踝关节背伸肌群的活动不全，小腿未处于动态稳定状态，推测可能阻碍了躯干的节段运动和下肢的协调伸展运动。

5 恢复患者必需能力的治疗计划

5.1 各体节间节段运动的再获得

首先，需要提高低紧张肌群的肌张力；同时应抑制高张力肌群的肌张力，调整运动开始时姿势性肌张力非常重要。

采取重力影响最小的肢位，对于运动中的体节，应逐渐减少外部给予的被动辅助，让患者通过肌肉主动收缩增强各体节的连接性，使应该稳定的体节获得动态稳定。逐渐过渡到抗重力运动，使通过肌肉活动的体节间连接随运动的变化而改变，让患者注意自身的肌肉活动，有意识地调整肌张力。此时治疗师对于患者反馈的处理也很重要，应设法训练让患者从有意识地调整变为无意识调整。

调整运动任务的难易程度，使每个运动任务中的体节连接不过度固定，训练过程中调整辅助量和反馈的程度，反复练习，逐渐过渡到完成目标动作。

5.2 患侧下肢协调支持功能的再获得

首先，促进每个单关节伸肌群的活化。对此，可以使用配有助力功能的器械或治疗性电刺激（TES）等治疗，在维持改善肌肉弹性的同时增强肌力。

其次，开始复合性关节运动时，为调节负荷量，应设法逐渐增大重力的影响，调整运动关节的数量。

最后，根据运动任务的速度和训练环境，调整难易程度。此时，也应调整训练的量和种类，反复训练至接近完成目标动作。

5.3 患侧下肢小腿和足部的运动控制功能的再获得

首先，促进踝关节背伸肌群的活化。如前所述，使用配有助力功能的器械或TES等治疗。

其次，设计开链运动[4]的运动控制任务，如有改善，在闭链运动下开展坐位和站立位时的运动控制任务。

最后，根据运动任务的速度和训练环境，调整难易程度。此时，也应调整训练的量和种类，反复训练至接近完成目标动作。

*4　开链运动与闭链运动

　　运动链是用于说明身体体节运动概念的术语。开链运动（Open Kinematic Chain，OKC）是指联动关节时远端关节能够自由活动的运动。闭链运动是指（Closed Kinematic Chain，CKC）远端关节的自由活动被外力限制（固定）时的运动。

　　例如，对于膝关节屈曲运动，在椅子上坐位使膝关节屈曲的运动就是OKC；像下蹲动作那样，站立位姿势，足部与地面接触时使膝关节屈曲的运动就是CKC。

　　近年来，对于下肢的CKC训练，从能够刺激本体感觉，展现接近完成目标动作的状态时的肌输出特性和关节运动模式等作用来看，可期待其运动学习效果，人们逐渐认识到闭链运动训练的重要性。

*　　　　*　　　　*

病例2　脑卒中偏瘫

患者情况　年龄：60岁；性别：男性；身高：162cm；体重：65kg。

诊断：脑梗死后遗症。

既往史：无特殊病史。

生活史：发病前经营食品批发业务，作为法人承担整体经营责任。

家庭背景：育有二子，均独立别居，现在和妻子二人在自家兼公司生活。

主诉：因工作已托付家人并业绩稳定，因此较之复职，更希望能尽快日常生活自理，特别是希望能尽快轻松地行走。

现病史　某年某月某日，睡觉时出现右侧偏瘫症状，被送至急救医院。根据头部CT结果，以左侧内囊梗死收入院，开始保守治疗。

发病54日后，转到本院恢复期康复病房开始接受PT、OT、ST训练。

发病144日后，出院后回家，开始1周1次的门诊康复治疗（仅PT）。

1　姿势和动作的观察、分析和讨论

1.1　仰卧位和翻身

1 仰卧位 观察

仰卧位姿势时，患侧上肢处于轻度外展、外旋位，肘关节屈曲位，前臂旋前位悬空在床上。骨盆向患侧抬起，患侧髋关节外旋（图3-5-28）。

2 向患侧翻身 观察

从仰卧位向患侧翻身时，是从健侧肩关节屈曲，向空中（上）抬起的动作开始的。健侧肩关节屈曲后，水平内收，向患侧够取伸出的同时，颈部屈曲并向患侧旋转，使头部抬离床面。从颈部开始的向患侧旋转延续到躯干，健侧肩胛骨离开床面，接下来健侧髋关节屈曲、内收使骨盆也向患侧旋转。伴随骨盆的旋转，颈部的屈曲角度增大，以患侧肘关节为支点将上部躯干从床面抬起的同时转向患侧。直到健侧的腰部离开床面时，患侧髋关节屈曲、内收，抬离床面，然后放下。骨盆旋转，接着上部躯干的旋转使骨盆朝向侧卧位。最后，健侧髋关节屈曲，骨盆向患侧旋转变为侧卧位姿势（图3-5-29）。

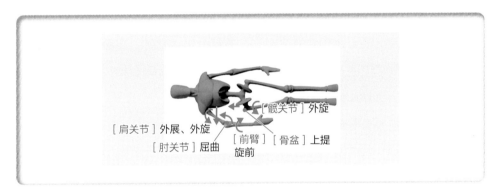

图3-5-28 **仰卧位的观察**（脑卒中偏瘫病例2）

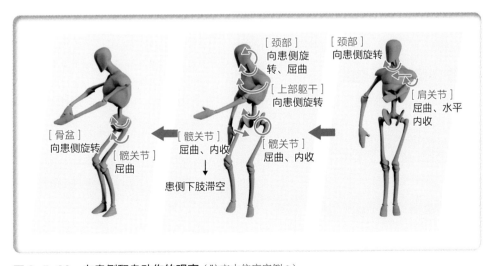

图3-5-29 **向患侧翻身动作的观察**（脑卒中偏瘫病例2）

3 向患侧翻身 分析

通过健侧上肢向患侧伸出和头颈部的屈曲并向患侧旋转动作，开始了从仰卧位向患侧翻身的动作，直到骨盆完成向患侧的旋转。但动作后半程骨盆旋转停止，无法过渡到完全侧卧位姿势。因此，通过患侧髋关节内收、屈曲、上提，产生摆动动作，再次让骨盆向患侧旋转，变为侧卧位姿势。

4 向患侧翻身 讨论

动作开始时，由健侧上肢向患侧伸出动作开始，尽管选择了头颈部的屈曲和向患侧旋转作为翻身动作的旋转动力，但由于下部躯干并没有随上部躯干做充分旋转，骨盆的旋转在动作途中就停止了。尽管动作是从头颈部的屈曲和旋转启动的，但从上部躯干到下部躯干的旋转没有充分延续的原因有如下两点。

一是胸廓相对于患侧肩胛骨的转动阻碍了上部躯干的旋转。通常的翻身动作时，翻身侧的肩胛骨前伸、上回旋，上部躯干旋转。但本病例中，从仰卧位姿势时，在患侧上肢力线不发生很大改变的情况下，上部躯干开始旋转，在健侧肩胛骨处于患侧肩胛骨上方位置之前停止了旋转。由此推断，可能由于胸廓相对翻身侧的肩胛骨的转动不充分，导致上部躯干未能充分旋转。

二是继上部躯干的不充分旋转引起下部躯干旋转，从而导致腹部肌群活动不足。通常在翻身动作时，通过腹斜肌群的活动下部躯干相对于上部躯干发生旋转。但本病例中，由于上部躯干的旋转不充分，腹斜肌群没有充分伸长，导致肌肉活动不足。

为了代偿上述上部躯干旋转不足，将患侧下肢和骨盆用过剩的肌肉活动固定并滞空，以患侧肘关节为支点将健侧上肢前伸。通过此动作，构成触手运动（开链运动），腹部肌群和患侧下肢前面肌群活动增强，体节间稳定。并且，摆动患侧下肢成为了旋转动力，骨盆向患侧旋转，完成了翻身动作。

5 向健侧翻身 观察

从仰卧位向健侧翻身动作由健侧上肢肩关节屈曲、水平外展，向健侧方向伸出并滞空，健侧髋关节屈曲外展，膝关节屈曲等动作启动。此后，患侧上肢肩关节屈曲举到半空，水平内收向健侧前伸的同时，头颈部屈曲并向健侧旋转，头部抬离床面后患侧肩胛骨抬离床面。头部保持抬起的同时，健侧肩关节水平外展，肘关节屈曲，牵引上部躯干屈曲并向健侧旋转。比上部躯干的旋转稍晚，健侧髋关节开始屈曲、外展，骨盆开始旋转，患侧髋关节屈曲、内收。此后，上部躯干和骨盆协同旋转，变为侧卧位姿势（图3-5-30）。

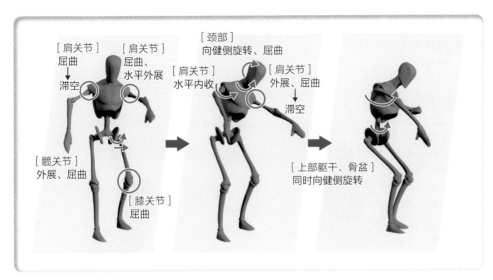

图 3-5-30　**向健侧翻身动作的观察**（脑卒中偏瘫病例 2）

6 向健侧翻身 分析

通过健侧肩关节的屈曲、水平外展和头颈部的屈曲并向健侧旋转的滞空及患侧上肢向健侧前伸等动作，使头颈部进一步屈曲并向健侧旋转，使上部躯干向健侧旋转。此后，通过健侧肩关节水平外展和肘关节屈曲，形成牵引动作继续旋转上部躯干，通过健侧髋关节的屈曲、外展开始骨盆向健侧的旋转。动作后半程，上部躯干和骨盆的旋转同时持续，在不发生躯干扭转（体轴内回旋）动作的状态下，变为侧卧位姿势。

7 向健侧翻身 讨论

动作开始时，根据头颈部的屈曲、旋转和患侧上肢的前伸动作，加上健侧上肢的滞空动作，推测上部躯干的旋转动力来自健侧上肢。

通常，翻身动作时先产生上肢的前伸动作以引导重心移动方向。本病例中，由于患侧上肢的运动障碍无法完成充分的前伸，头颈部的屈曲、旋转后上部躯干的旋转变得难以执行。因此，使健侧上肢滞空后，通过牵引动作完成上部躯干旋转。

此时，健侧下肢屈曲、外展是骨盆向健侧旋转的力源；动作后半程，患侧下肢屈曲，上部躯干和下部躯干同时旋转，变为侧卧位姿势。

1.2 端坐位和站起

1 端坐位 观察

床上端坐位姿势，双侧上肢放在大腿上，头部朝向正面，躯干虽处于前后倾的中立位，颈椎大幅度前凸，腰椎前凸、胸椎后凸减小，呈现平背样姿势。骨盆后倾位，双髋关节处于比 90° 屈曲位稍大的伸展位，外展外旋。膝关节 90° 屈曲，踝关节跖屈、背伸均为 0°（图 3-5-31）。

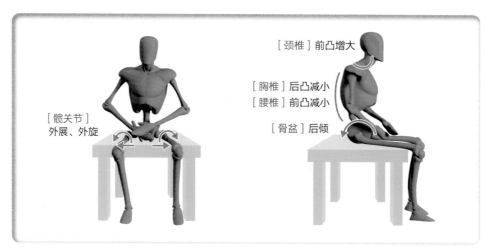

［颈椎］前凸增大

［胸椎］后凸减小
［腰椎］前凸减小

［骨盆］后倾

［髋关节］外展、外旋

图 3-5-31　**端坐位的观察**（脑卒中偏瘫病例 2）

2 站起（坐位至臀部离床）观察

前文所述的床上端坐位到站起动作时，从颈部屈曲，头部向下的运动启动。颈部屈曲后健侧膝关节轻微屈曲，健侧足部处于患侧足部后方。此后，躯干前倾并向患侧旋转，接着骨盆前倾并向患侧旋转，臀部离床。离床时，躯干前倾和向患侧旋转动作停止。两侧髋关节伴随骨盆前倾屈曲，踝关节背伸，膝关节屈曲角度增大（图 3-5-32）。

3 站起（坐位至臀部离床）分析

从床上端坐位，颈部屈曲使身体重心向前下方移动开始，骨盆的前倾比伴随躯干向患侧旋转的屈曲稍晚发生。此后，停止躯干前倾，通过骨盆前倾使臀部离床。发生双侧踝关节背伸和双侧膝关节屈曲的同时，由于骨盆向患侧旋转，患侧髋关节比健侧髋关节外旋角度大。

4 站起（坐位至臀部离床）讨论

通常，站起动作中选用的动量策略时，躯干前倾是由骨盆前倾引起的，相对发生体轴内的伸展。本病例也选用了动量策略，但骨盆前倾的开始比由上部躯干引起的全体前倾稍晚，到臀部离床时躯干的伸展运动并未发生，体轴内伸展运动减少。

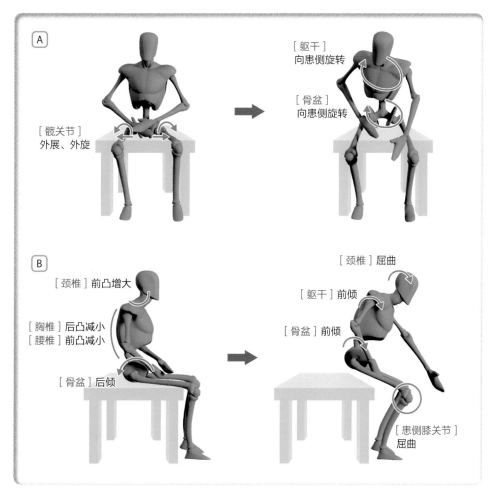

图 3-5-32 **站起（坐位至臀部离床）的观察**（脑卒中偏瘫病例 2）
A. 冠状面；B. 矢状面

另外，臀部离床前骨盆和躯干向患侧旋转，离床后患侧髋关节外旋角度增大。推测患侧下肢支持体重的踝关节跖屈，膝关节伸展，髋关节伸展肌的肌肉收缩能力降低。

因此，骨盆和躯干向患侧旋转和体轴内伸展运动减少，是由于患者将头端而不是骨盆作为一个刚体来控制，优先使用健侧下肢从而使身体重心容易向上方移动的代偿。

⑤ 站起（臀部离床至站立位） 观察

离床后，首先是双侧踝关节以背伸角度，躯干和骨盆以前倾角度保持固定，开始双侧膝关节伸展运动。膝关节伸展的同时小腿后倾，双侧踝关节从背伸位开始跖屈，双侧髋关节由屈曲位开始伸展。

　　并且，骨盆和躯干向患侧旋转的同时从前倾位开始后倾运动。髋关节和膝关节同时伸展，骨盆和躯干后倾，变为站立位姿势。动作完成时双侧髋关节处于外旋和完全伸展位，双侧膝关节伸展，双侧踝关节背伸 0°，骨盆和躯干处于前后倾中立位和轻度患侧旋转位（图 3-5-33）。

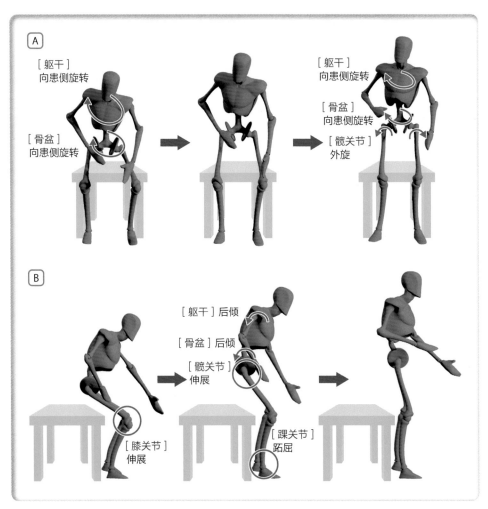

图 3-5-33　站起（臀部离床至站立位）的观察（脑卒中偏瘫病例 2）
A. 冠状面；B. 矢状面

▌6 站起（臀部离床至站立位）分析

　　臀部离床后，骨盆和躯干的前倾角度保持固定，由于膝关节伸展，身体重心向上方移动。此后，双侧髋关节伸展，踝关节跖屈的同时，骨盆和躯干后倾，身体重心向后上方移动。这期间，骨盆和躯干保持患侧旋转位，进行健侧下肢优先的伸展运动。

7 站起（臀部离床至站立位）讨论

与选用了动量策略的站起动作一样，臀部离床后，膝关节伸展，接着通过踝关节跖屈和髋关节伸展，骨盆后倾的同时躯干后倾。但本病例患者骨盆和躯干向患侧旋转。这是由于患侧下肢的支持功能降低，健侧下肢的负荷量增加，进行了代偿。

也就是说，臀部离床前后持续存在的躯干运动异常，是为了代偿患侧下肢支持功能降低而产生的。

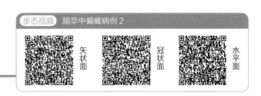

2 步态的观察、分析和讨论

1 整体情况

患者可以独立步行。整个步行周期中，头颈部轻度前倾，视线落在身前约 1m 处。步态为两点式步行（健侧足落地后足尖超过患侧足尖），但患侧下肢比健侧下肢步长小，步行速度稍慢。患侧上肢处于明显的屈曲共同运动模式固定在体侧，步行中角度变化不大。

步行周期各阶段都显示的是患侧下肢，患侧下肢关节角度变化见图 3-5-34。

2 首次触地（IC）观察

踝关节轻度跖屈位，前足部触地。膝关节过度屈曲。髋关节屈曲处于正常范围，但发生了外展、外旋。骨盆近乎处于前后倾中立位，躯干也几乎在前后倾中间位，但观察到过度的后方旋转。而且，患侧下肢膝关节和髋关节伸展不足（图 3-5-35）。

3 承重反应期（LR）观察

前足部触地后足跟触地，小腿近乎直立，踝关节跖屈、背伸 0°。膝关节维持屈曲，髋关节屈曲、外旋，健侧下肢的膝关节和髋关节伸展不足，足跟触地。躯干过度后旋减少（图 3-5-36）。

4 支撑相中期（MSt）【支撑相末期（TSt）】观察

患侧的足跟离地前，健侧下肢首次触地，支撑相末期结束。健侧下肢的足尖离地的前半段踝关节出现轻微背伸，但后半段背伸不足，足跟离地未出现。膝关节伸

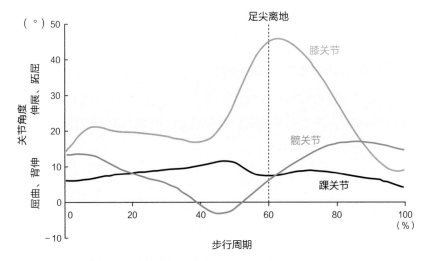

图 3-5-34　步行中下肢关节角度变化（脑卒中偏瘫病例 2）

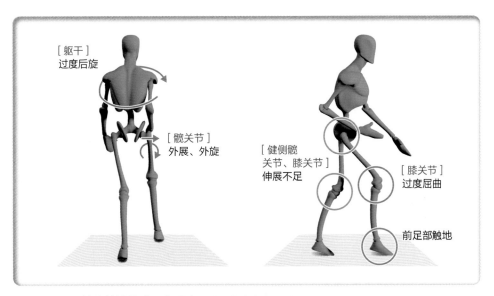

图 3-5-35　首次触地的（IC）观察（脑卒中偏瘫病例 2）

展不足，几乎没有关节角度变化。虽出现髋关节伸展动作，但后半段伸展不足，处于外旋位。骨盆前倾，躯干轻度前倾增大（图 3-5-37、3-5-38）。

5 摆动相前期（PSw） 观察

　　踝关节变为跖屈位，足尖即将离地，但足趾的伸展不足。膝关节有屈曲但程序不足。髋关节变为伸展位但伸展不足，足跟离地后髋关节外旋增大。骨盆前倾增大，出现过度的后方旋转，同时躯干前倾增大，出现过度后旋并向健侧侧屈（图 3-5-39）。

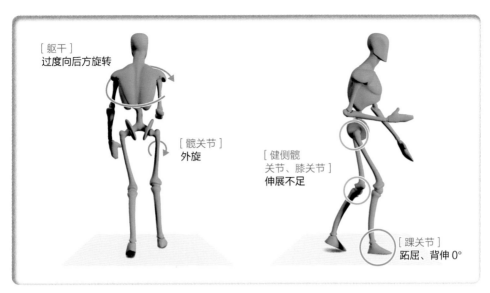

图 3-5-36　**承重反应期（LR）的观察**（脑卒中偏瘫病例 2）

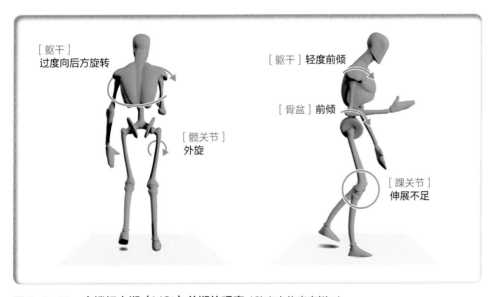

图 3-5-37　**支撑相中期（MSt）前期的观察**（脑卒中偏瘫病例 2）

6 摆动相初期（ISw）观察

　　踝关节过度跖屈，未出现背伸。膝关节明显屈曲不足。髋关节屈曲不足，出现外展、外旋。骨盆前倾减小，出现骨盆的上提。躯干的前倾减小，但向健侧的侧屈和过度的后旋增大（图 3-5-40）。

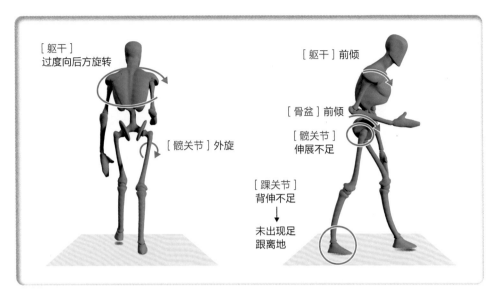

图 3-5-38　**支撑相中期（MSt）时后期的观察**（脑卒中偏瘫病例 2）

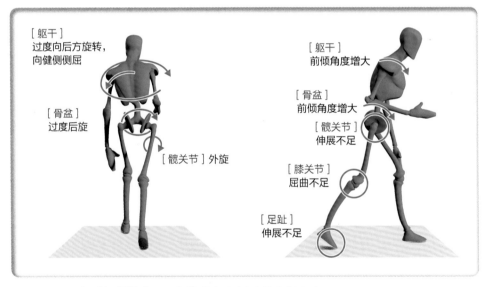

图 3-5-39　**摆动相前期（PSw）的观察**（脑卒中偏瘫病例 2）

７ 摆动相中期（MSw） 观察

　　踝关节保持轻度跖屈，踝关节屈曲和髋关节屈曲角度处于正常范围，但髋关节出现外展和外旋。骨盆前倾和过度后旋减少，但骨盆上提并未消失。躯干向健侧的侧屈减少，但过度的后旋依然存在。并且，健侧下肢髋关节伸展不足，膝关节过度屈曲，踝关节屈曲不足（图 3-5-41）。

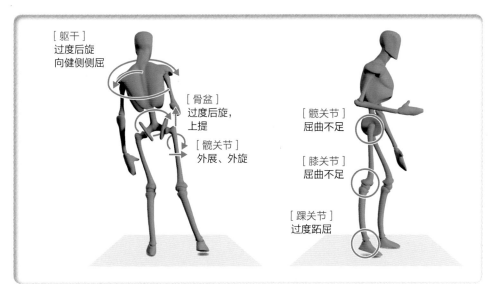

图 3-5-40　**摆动相初期（ISw）的观察**（脑卒中偏瘫病例 2）

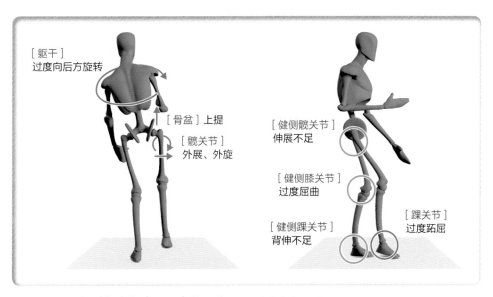

图 3-5-41　**摆动相中期（MSw）的观察**（脑卒中偏瘫病例 2）

8 摆动相末期（TSw）观察

踝关节过度跖屈，膝关节过度屈曲。髋关节屈曲处于正常范围内，但外展和外旋并未消失。骨盆处于前后倾中立位，骨盆上提减轻。躯干处于前后倾中立位，但过度后旋依然存在。并且，健侧下肢的髋关节伸展不足，膝关节过度屈曲和踝关节背伸不足持续存在（图 3-5-42）。

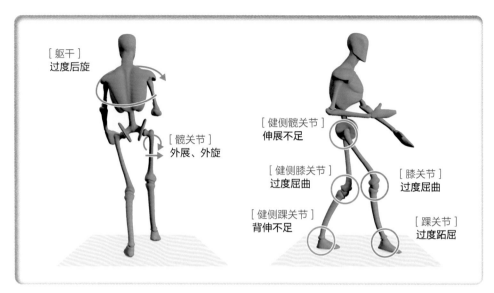

图 3-5-42　摆动相末期（TSw）的观察（脑卒中偏瘫病例 2）

⑨ 步态 分析

　　初始触地时，患侧髋关节的屈曲角度虽处于正常范围内，但出现了膝关节和踝关节的过度屈曲。患侧膝关节伸展位无法做首次触地，由健侧膝关节屈曲代偿，因此出现了健侧膝关节和髋关节的伸展不足。由于患侧膝关节过度屈曲和前足部触地，小腿轻微的后倾状态下从触地期过渡到承重反应期，小腿的前倾运动减少。足跟滚动功能不足，健侧的足跟离地后的负重向患侧下肢移动期间，患侧膝关节屈曲角度保持固定。

　　支撑相中期开始后，患侧膝关节仍处于屈曲位，踝关节背伸使小腿前倾，但在踝关节滚动功能不足、髋关节伸展不足的状态下，在足跟离地前迎来了健侧下肢的首次触地。因此，患侧下肢支撑相末期结束，健侧下肢步长缩小。

　　由于未发生足跟离地，单支撑期患侧踝关节不发生跖屈，前足部滚动功能不良。髋关节不变为伸展位，摆动相前期开始时膝关节的屈曲角度很小。而且，由于骨盆过度后旋时出现将负荷向健侧方向移动的代偿，患侧下肢足跟离地后髋关节发生屈曲、外展、外旋，为了确保摆动相的足廓清（摆动相足底适当离开地面，以保证肢体无障碍向前行进），出现了骨盆上提。伴随这种骨盆运动，出现躯干前倾并向后旋转和向健侧的侧屈。

足尖离地后，患侧踝关节轻度跖屈，膝关节屈曲角度也明显不足。因此，为确保足廓清，骨盆的过度后旋和上提增大，髋关节过度外展、外旋，成划圈步态，患侧下肢向前移动。通过加强躯干后方旋转动作，髋关节屈曲，患侧下肢向前方移动。在患侧下肢前进过程中，为使患侧下肢平衡，躯干向健侧的侧屈增大。

摆动相初期，通过划圈动作摆出患侧下肢，在踝关节轻度跖屈，膝关节轻度屈曲状态下前进，通过髋关节屈曲运动迎来摆动相中期的结束。此时，由于大腿的前进，骨盆前倾和过度后旋，躯干向健侧的侧屈减小。但为确保足廓清，骨盆的上提和躯干的过度后旋依然存在。即使在摆动相末期，膝关节仍处于过度屈曲位。由于健侧髋关节伸展不足引发的踝关节背伸不足，膝关节屈曲。通过健侧下肢的运动，使患侧下肢向前移动。

10 步态 讨论

患侧下肢首次触地时，髋关节屈曲处于正常范围，但由于膝关节伸展不足和健侧髋关节、膝关节伸展不足，足跟未发生离地，导致没有足够的步长，变为前足部触地动作。本病例中，患侧下肢摆动相时，踝关节经常处于跖屈位，为确保足廓清，患者采用了骨盆上提，髋关节外展、外旋的划圈步态策略。

因此，由于患侧踝关节的背伸肌活动不足，跖屈、背伸为 0° 时无法产生首次触地，健侧髋关节和膝关节伸展不足。其结果是，足跟滚动功能不足，但由于承重反应期膝关节保持屈曲位，可以认为大腿前面肌群活动支撑负荷向患侧下肢移动。此后在支撑相中期时，膝关节伸展，但由于踝关节背伸产生的踝关节滚动功能不足，髋关节无法做充分伸展。主要原因是，踝关节背伸活动范围的低下。并且，此期躯干前倾角度增大，可以认为是健侧下肢设法向前方移动的继发现象。

由于小腿未发生充分前倾时健侧下肢向前方移动，骨盆和躯干的前倾增大，造成髋关节伸展不足。足跟离地前，健侧首次触地，支撑相末期结束，可能引起继发性小腿三头肌无法激活。

由于健侧的步长变小，摆动相前期膝关节的屈曲角度变小。这种状态下，由于踝关节无法发生迅速的背伸运动，患者通过躯干向健侧侧屈，骨盆上提，髋关节外展、外旋，以代偿足廓清运动。摆动相初期以后，这种划圈动作使患侧下肢向前方移动。

3 动作的典型异常和检查评估

3.1 物理治疗评估结果

- 布氏分期：右上肢 3 期，右手指 3 期，右下肢 4 期。
- 感觉检查：浅感觉，右上下肢轻度钝麻；深感觉，右上下肢轻度钝麻。
- 腱反射：右侧胸大肌反射亢进，右侧肱二头肌反射亢进，右侧膝关节腱反射亢进，右侧跟腱反射亢进。
- MAS：右侧肘关节屈曲肌 3 级，右侧腕关节掌屈肌 3 级，右侧膝关节伸肌 1+ 级，右侧踝关节跖屈肌 2 级。
- 关节活动度：右侧踝关节背伸 5°，右侧手指 PIP 关节伸展 −10°，DIP 关节伸展 −20°，MP 关节伸展 −30°。

3.2 各体节间的节段运动性降低

观察翻身动作、站起动作和步行时首要的异常是动作缺乏流畅性。

首先，在翻身动作中，动作开始时，两侧都发生了头颈部的屈曲旋转。但下部躯干不能跟随上部躯干发生继发性旋转，头端到尾端的流畅的体轴内旋转运动消失（图 3-5-29、3-5-30）。

施行徒手肌力评定后发现头颈部复合屈肌在 5 级水平，但躯干屈曲和旋转时肩胛骨下角无法充分离开床面，肌群肌力处于 2 级水平。而且，执行运动任务时，观察到下肢从床面抬起现象。头颈部复合屈肌群肌力在 5 级水平，保持颈部屈肌群的输出和胸廓部的稳定，腹部、骨盆部的肌肉活动使连接作用正常发挥。但当执行使肩胛骨下角抬离的躯干屈曲旋转任务时，肌群肌力就变为 2 级水平，推测上述连接作用出现问题。仰卧位视诊、触诊后发现，腹部肌群呈低张力状态，腰背部肌群处于高张力状态。端坐位姿势时，颈椎的前凸增大，腰椎前凸减小，骨盆变为后倾位（图 3-5-31），造成腹部肌群低张力、腰背部肌群高张力的僵硬状态。

根据以上结果，做翻身动作时，使头颈部屈曲旋转的连接胸廓及更远体节的肌肉活动无异常，但使胸廓部屈曲回旋的，连接腹部、骨盆部、下肢的适当肌肉活动却没有出现，推测从头端到尾端的流畅的体轴内旋转运动受到了阻碍。

步行时，明显观察到节段运动降低的是摆动相初期开始的骨盆上提（图 3-5-40）。该偏离运动是摆动相足廓清不足的代偿结果。布氏分期处于下肢 4 期，SIAS 下肢近端（髋关节屈曲测试）得分为 3 分。也就是说，虽然能不出现共同运动模式，产生仅有髋关节屈曲的动作，但出现了轻度的动作非流畅性。

髋关节不充分的屈曲运动，加上摆动相前期髋关节和膝关节轻微的屈曲不足状态，为确保摆动相初期的足廓清，需要更大程度的髋关节和膝关节屈曲运动，但并不是增加髋关节和膝关节的运动量，而是通过骨盆和下肢过度的肌肉活动连接作用使骨盆上提。

3.3 患侧下肢伸肌群的协调性支撑功能下降

站起动作中，缺乏体轴内伸展运动（伴随到臀部离床为止）和骨盆前倾引起的重心的前下方移动，躯干向患侧旋转（图 3-5-32、3-5-33）。

站起动作时，由于骨盆的前倾，要求髋关节和腰椎有可动性。本病例患者端坐位姿势下进行骨盆前后倾运动时，缺乏与骨盆运动联动的腰椎运动，头部大幅移位（图 3-5-43）。

和翻身时的问题一样，腹部肌群和腰背部肌群的肌张力异常使脊柱的灵活性降低。而且，患侧 SIAS 下肢近端（髋关节屈曲测试）在坐位姿势下交替单脚抬起并滞空的任务中，健侧下肢滞空时患侧大腿向外侧移动，髋关节发生外展、外旋。患侧

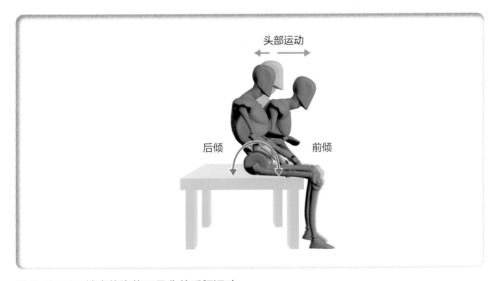

图 3-5-43　**端坐位姿势下骨盆前后倾运动**

下肢也能滞空，但髋关节的外展和外旋角度增大，屈曲角度减小。

根据以上结果，由于躯干运动和患侧下肢的协调支持功能的问题，躯干继发地转向患侧。

步行中，患侧下肢首次触地时，观察到前足部触地和膝关节的过度屈曲（图3-5-35）。患侧下肢处于布氏分期第 4 期，SIAS 下肢远端足部踏地测试得分为 1 分，推测踝关节的背伸肌活动出现了问题，产生了前足部触地和患侧膝关节过度屈曲的动作。然而，穿戴 GS-AFO 使首次触地时足跟能够触地步行的情况下，患侧膝关节的过度屈曲却依然存在。正常步行时，首次触地前瞬间，髋关节伸展和外展肌群开始活动，为了应对到承重反应期结束前急剧的负荷，起到吸收冲击的作用。

根据以上结果，髋关节伸肌群和外展肌群的冲击吸收作用降低，由大腿前面肌群代偿，因此继发了患侧膝关节的过度屈曲。

3.4 患侧踝关节跖屈肌群肌张力过高

站起动作时，阻碍躯干的体轴内伸展和骨盆前倾产生的身体重心向前下方移动的原因是受到了上述髋关节伸肌群的影响，也受到了踝关节跖屈肌群过度的肌肉活动的影响。

通常，站起动作时骨盆前倾的同时胫骨前肌开始活动。但本病例患者患侧下肢布氏分期在第 4 期，SIAS 下肢远端足部踏地测试得分为 1 分，推测胫骨前肌的活动不足。并且，患侧踝关节跖屈的 MAS 为 2 级，存在肌张力亢进。因此，踝关节跖屈肌群过高的肌张力继发地引起了踝关节背伸肌群的活动不足，阻碍了站起时小腿的前倾和固定，造成了躯干运动和骨盆运动的异常。

步行中，支撑相中期后半程出现了踝关节背伸活动度不足，髋关节伸展活动度不足（图 3-5-38）。由于患侧踝关节活动受制，小腿三头肌的舒张性降低，由于MMT 处于 2 级水平，患侧踝关节 MAS 为 2 级，过高的肌张力阻碍了小腿的前倾。另外，由于需要的肌输出也不充分，足跟离地前健侧下肢就发生了首次触地，从而使支撑相末期消失。

4　患者的必需能力是什么

4.1 各体节间的节段运动性（连接活动的最适化）

姿势控制是先于随意运动产生的机制，在姿势控制功能不全的状态下重复做动作，会增加低效率、缺乏多样性的代偿运动。本病例患者仰卧位、端坐位及站立位姿势时，呈现腹部肌群低张力，腰背部肌群高张力状态。因此。翻身动作、站起动作及步行过程中及胸廓和骨盆连接僵硬，节段运动困难。

为了不通过腰背部肌群过度活动来代偿胸廓和骨盆间的连接问题，在抑制腰背部肌群活动的同时，需要加强腹部肌群的活动。

4.2 患侧下肢的协调支持功能

本病例患者能产生需要患侧下肢支持功能的随意肌肉活动。但在不同动作需要多关节协同运动时，难以配合其他体节运动做出肌肉活动的分配和活动的转换。

髋关节的控制尤为重要。在站起动作中，伸肌群通过离心收缩控制躯干前倾使髋关节屈曲。然后，臀部离床后，髋关节从屈曲转向伸展，需要膝关节伸肌群通过向心收缩协调进行控制。

步行中，首次触地时为了吸收冲击力，需要髋关节伸展和外展肌群活动，但要求肌肉在首次触地前开始预备活动，并在触地的瞬间恰到好处地调整。然后在承重反应期，为使身体重心上升，需要踝关节从跖屈变为背伸运动的转换和髋关节伸展运动协调节律性进行。

因此，不仅需要改善下肢支持肌的肌力，锻炼和其他肌群协调进行肌肉收缩形态的快速转换能力也很重要。

4.3 患侧踝关节跖屈肌群适当的肌张力调节

通常，在站起动作中，踝关节从臀部离床后渐渐产生跖屈力矩，但不是迅速达到峰值，而是逐渐持续到站立位姿势。因此，踝关节跖屈肌群的作用是，与踝关节背伸肌群协调，通过髋关节和膝关节的伸肌群，使身体重心上移时，把地面反作用力矢量的作用位置控制在支撑基底面内，以保持平衡。在踝关节跖屈肌群有过剩活动时做站起动作，会阻碍身体重心前移，在臀部离床后使重心后倾。

本病例中，发现患者在站起时有通过躯干和骨盆向患侧旋转，使患侧下肢的负重减小的动作（图 3-5-32、3-5-33）。这是臀部离床后有踝关节跖屈肌群的过剩活动，无法很好地控制地面反作用力的作用位置，而发生代偿运动的结果。通过踝关节的跖屈和背伸肌群的协调活动，控制地面反作用力的作用位置的能力很重要。

正常步行时，要求踝关节跖屈肌群在摆动相末期时出现最大活动。踝关节背伸时，跖屈肌群离心收缩，需要良好的肌肉延展性。本病例患者支撑相末期消失，推测踝关节跖屈肌群活动低下。MAS 得分为 2 分，但由于踝关节背伸活动度受限，推测肌腹、肌腱和结缔组织等非反射性因素发生了病变，加重了肌张力的异常，因此有必要改善非反射性因素。另外，踝关节跖屈的 MMT 为 2 级，不能充分做到向心性踝关节跖屈随意运动，所以增强踝关节跖屈肌的肌力也很重要。

5 恢复患者必需能力的治疗计划

5.1 通过肌肉活动使躯干 - 骨盆 - 下肢再获得节段运动控制功能

从抑制代偿性高张力状态的腰背部肌群的肌张力开始；然后提高腹部肌群的张力，将过度的体节间连接作用调整到最适状态，再活用到各种运动任务中；观察应该稳定的体节相关肌群时，是否发生过度的肌肉活动。

此时，除了被动调整固定量，运动想象也是重要的因素。

调整运动任务的难易程度，确保每个运动任务中不发生过度的体节间连接作用，调整被动稳定量和反馈量的同时反复练习，接近完成目标动作。

5.2 通过患侧髋关节伸肌群再获得支持功能

首先，促进髋关节伸肌群的激活。此时，应注意肌肉的收缩形态，从向心收缩变为离心收缩。

然后，通过与屈肌群协调活动的状态下进行其他体节运动，再获得与其他关节运动协调活动的髋关节伸肌群的支持功能。

5.3 抑制患侧踝关节跖屈肌群过高的肌张力

　　首先，通过在踝关节跖屈肌群实施 TES（经皮电刺激），利用复发抑制、Ia 突触前抑制、Ib 抑制等机制，抑制 α 运动神经元从而抑制过度的肌张力。并且，在作为拮抗肌的踝关节背伸肌群实施 TES，通过回返性 Ia 抑制，回返性抑制踝关节跖屈肌群的 α 运动神经元，对抑制过度的肌张力也有效果。

　　然后，改善作为非反射性因素的患侧踝关节跖屈肌群的延展性。通过改善肌肉组织的硬化、肌梭的延展性，抑制过高的肌张力亢进。

　　很多报道指出，电疗法的效果是立竿见影的，从动作特异性的肌肉活动变化来看，仅通过电疗修正动作时的肌张力异常很困难。在电疗后要求改善运动功能的情况下，重点是在电疗后选定和实施需要踝关节跖屈和背伸肌群协调活动的运动任务。并且，通过在适当的肌肉活动状态下进行运动学习，争取在持续抑制过高肌张力的状态下，重新获得运动功能。

■ 参考文献

1）「脳卒中データバンク 2009」（小林祥泰 / 編），中山書店，2009
2）脳卒中治療ガイドライン 2009，日本脳卒中学会
3）中馬孝容：Evidence 構築に向けて. 理学療法学，36：172-174，2009
4）高木繁治：脳卒中の医療連携. 神経治療，27：751-755，2010
5）永谷元基，他：Stroke unit を巡るエビデンス. 総合リハビリテーション，42：199-204，2014
6）影治照喜，他：徳島大学病院における脳卒中救急システムの進化. 脳卒中，36：223-229，2014
7）木村和美：脳梗塞急性期の診断と治療. 日本内科学会雑誌，102：612-617，2015
8）「プロメテウス解剖学アトラス 頭頸部 / 神経解剖 第 2 版」（坂井建雄，河田光博 / 監訳），医学書院，2014
9）吉尾雅春：「脳のシステム障害と理学療法」の企画にあたって. PT ジャーナル，47：5-6，2013
10）高草木薫：大脳基底核による運動の制御. 臨床神経学，49：325-334，2009
11）伊藤秀樹，他：脳血管障害急性期リハビリテーションの開始時期. リハビリテーション医学，34：564-572，1997
12）酒向正春：急性脳卒中のリハビリテーションの

適応と限界. 脳と循環，13：213-216，2008
13）小田太士，蜂須賀研二：リハビリテーションの実際. 臨牀と研究，86：1646-1650，2009
14）Hughes MA, et al：Chair rise strategies in the elderly. Clin Biomech（Bristol, Avon），9：187-192，1994
15）「Motor Control：Translating Research into Clinical Practice Fourth edition」（Shumway-Cook A & Woollacott M），Lippincott Williams & Wilkins, 2011
16）長部太勇，他：立ち上がり動作の生体力学的特性と臨床への応用. 理学療法，27：312-320，2010
17）「観察による歩行分析」（月城慶一，他 / 訳），医学書院，2005
18）冨田昌夫，他：片麻痺の起き上がり - 障害部位別パターンとの力学的比較 -. 理学療法学，20：472-481，1993
19）「脳卒中に対する標準的理学療法介入」（潮見泰藏 / 編），文光堂，2007
20）蜂須賀研二，他：片麻痺および骨・関節障害によって生じた筋萎縮の酵素組織学的所見の検討. リハビリテーション医学，29：39-46，1992
21）前川遼太，他：脳卒中片麻痺者における機能的

電気刺激を用いた歩行訓練の運動学習効果. 臨床バイオメカニクス, 35：337-341, 2014

22）佐藤博志：中枢神経系障害の姿勢制御に対するアプローチ. 理学療法科学，22：331-339, 2007

23）「ボディダイナミクス入門　立ち上がり動作の分析」（江原義弘，山本澄子 / 著），医歯薬出版，2001

■ 推荐阅读

1）「ステップス・トゥ・フォロー 改訂第 2 版」
（Davies PM/ 著，冨田昌夫 / 監訳），丸善出版，
2012
　⇒具体的な介入方法について写真を多く使用した解説があり，動作分析結果を反映した治療戦略立案のために参考になる一冊.

2）「脳卒中に対する標準的理学療法介入―何を考え，どう進めるか?」（潮見泰藏 / 編），文光堂，
2007
　⇒脳卒中の病態解説から理学療法介入までの幅広い知見を含んでおり，具体的介入方法立案のための根拠を求めることができる一冊.

案例研究

第 6 节　帕金森病

概述

1　疾病的概要

帕金森病是由中脑黑质多巴胺能神经元变性、脱落造成的神经递质多巴胺减少的神经系统变性疾病，常引起肌强直、静止性震颤、姿势反射障碍等运动症状，以及自主神经障碍、精神障碍、认知功能障碍等非运动症状。通常，该病将一直伴随患者，病因不明，临床表现随病程呈进行性发展，被认为是疑难杂症。在日本，患病人数从 2011 年开始计算，已有 10 万人以上，大约 1000 人中就有 1 例。50~60 岁高发，40 岁以下发病被称为青少年型帕金森病。性别差异不大，大多为散发病例，有报道称约 5% 的帕金森病病例为遗传性的。在未来的老龄化社会，预计该病患病率会增加。目前，没有能根治帕金森病的方法，只能最大限度地延缓症状的发展，尽可能给患者创造良好的生活条件，追求适合患者病情的生活方式。

2　诊断与治疗流程

2.1 帕金森病的诊断标准

帕金森病的诊断标准主要是临床症状，尤其从确认运动症状开始。然而，帕金森病的症状与其他疾病（神经系统性疾病、脑积水、脑炎、脑血管障碍、药物的副作用等）有共同之处，特别需要注意不要与帕金森综合征（震颤、肌强直、运动迟缓、姿势反射障碍中呈现 2 个以上的症状的总称）相混淆。日本厚生劳动省特定疾病-神经系统性疾病调查研究小组制定了帕金森病的诊断标准：临床症状呈进行性，有自觉症状、有神经症状、服用抗帕金森病药物具有改善效果、其他检查结果相符，这些条件均满足的情况下，可诊断为帕金森病（表 3-6-1）。通过 CT、MRI 等检查可以看出帕金森病患者脑的特异性变化。此外，心脏交感神经受损为帕金森病的病理学特征，评价心脏交感神经功能的间位碘代苄胍（I-metaiodobenzylguanidine，MIBG）显像技术可以捕捉到帕金森病患者 MIBG 低下，可用于鉴别诊断（图 3-6-1）。因此，没有可以简单诊断帕金森病的检查方法，需要综合整个诊断的临床过程、临床症状（运动症状）、影像学检查等进行判断。

表 3-6-1　**帕金森病的诊断标准**

下列 1~5 全部满足可诊断为帕金森病
1. 病程呈进行性发展
2. 自觉症状，有以下任意 1 项 　A：安静时颤抖（尤其是四肢或下颌） 　B：动作缓慢且迟钝 　C：步行缓慢且迟钝
3. 神经症状，有以下任意 1 项 　A：每秒 4~6 次的静止性震颤 　B：运动迟缓，少动（面具脸、低声且单调的说话方式、动作的迟缓或迟钝、姿势变换的迟钝） 　C：伴有齿轮现象的肌强直 　D：姿势或步行障碍，如姿势前倾（步行时手指搓丸样，起步突然，小碎步步行，翻正反射障碍）
4. 使用抗帕金森病药物治疗后，自觉症状、神经症状有明显改善
5. 鉴别诊断可排除 　A：脑血管障碍 　B：药物性引起 　C：其他脑变性疾病

2.2 帕金森病的治疗方法

帕金森病的治疗大致分为药物治疗、外科治疗、运动治疗。

药物治疗不仅可以改善和抑制多巴胺能神经元的变性、脱落，还能促进残存的多巴胺能神经元释放多巴胺，促进多巴胺的接收，弥补多巴胺分泌的不足。帕金森病的诊断需结合年龄、认知功能、运动障碍的程度、并发症等（图 3-6-2）。通常在初期治疗阶段，使用 L- 多巴和多巴胺激动剂开始药物治疗。药物治疗可有效改善运动症状，但若治疗药物的剂量控制不当，会引发多种问题，如不随意运动（运动障碍）；需要长期使用的药物，可能会出现治疗效果短时间内消失的现象（wearing

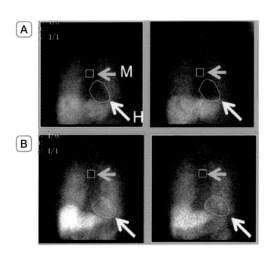

图 3-6-1　**MIBG 显像技术**

H（heart）为捕捉的心肌信号，M（mediastinum）显示为捕捉的纵隔信号。两者的比值，可客观的作为捕捉程度的指标。A 为帕金森病病例，B 为多系统萎缩症的病例。左侧为 early phase，右侧为 late phase。帕金森病有显著低信号，多系统萎缩症无显著低信号

off 现象）；从服药开始到药物产生效果期间可能会产生药物效果延迟现象（delayed on 现象）；与服药时间无关，药物效果时有时无的开关现象（on-off 现象）。即便服药，也没有疗效的现象（no on 现象）。此外，还会出现药物的副作用（恶心、呕吐、体位性低血压、幻觉、妄想、白天困倦、足背或小腿浮肿）。我们要充分掌握药物治疗的效果和副作用及长期服用后引发的问题（表 3-6-2）。

　　这里针对 L- 多巴及多巴胺受体激动剂的应用情况进行简单的说明。L- 多巴由小肠吸收，通过血脑屏障后，在黑质纹状体内转化为多巴胺，促进多巴胺生成。适应人群为：①老年人；②有认知功能障碍的患者；③严重残疾的患者；④希望保持足够的运动能力以像年轻人一样继续工作的患者。多巴胺受体激动剂分为麦角碱类和非麦角碱类，可直接作用于多巴胺受体，以达到刺激多巴胺受体的效果。由于麦角碱类易引发心脏瓣膜症，非麦角碱类成为了治疗药物的第一选择，它的适应证为：①年龄在 70 岁以下的患者；②无认知功能障碍的患者。治疗药物调整不好出现运动障碍（不随意运动）及副作用时，用药的次数和剂量、联合用药的选取需要重新调整。类似这样的药物治疗需要随时确认临床症状以定期对药物进行调整。

　　外科治疗常用深部脑刺激治疗（丘脑底核刺激术、苍白球刺激术、丘脑刺激术）

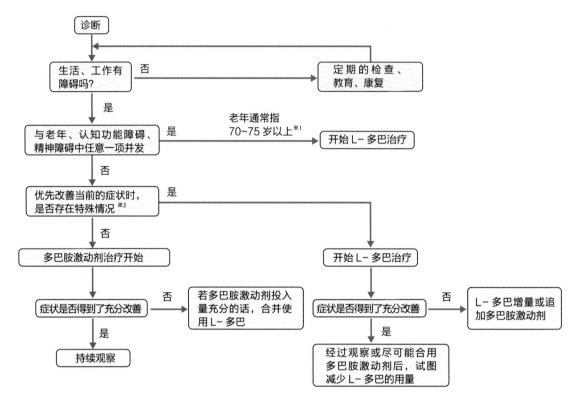

图 3-6-2　帕金森病初期治疗的演算法

※1：与年龄相关证据尚未发现，通常认为 70~75 岁以上为老年人。

※2：例如，症状很重，跌倒风险较高或患者需要改善的症状必要度较高时符合。

和定位的毁损术（丘脑毁损术、苍白球毁损术）。无论哪种方法，都旨在使多巴胺能神经元变性、脱落导致的功能异常的神经回路正常化。当药物治疗针对运动症状、运动障碍改善不明显时可应用以上方法，但对于非运动症状外科治疗无明显效果。近年来，植入后可调整电压的深部脑刺激治疗方法应用愈加广泛，根据症状可以决定刺激的部位。由于伴随的副作用包括认知功能障碍、记忆障碍等高级脑功能障碍，以及精神障碍、运动障碍等，因此，术前状态明显的精神障碍和认知功能障碍的患者一般并不适合深部脑刺激治疗法。此类外科治疗有一定的局限性，但是近年来随着 iPS 细胞技术的登场，对于帕金森病等治疗困难的疾病进行细胞移植治疗、病理学阐明及更具针对性的研究在逐渐进行着，期待今后的成果。

　　运动治疗主要围绕物理治疗、作业治疗、言语治疗进行。此外，地方政府也可在社区中做出努力，如为帕金森病患者举办体操课等。药物治疗应与外科治疗相结合，根据各种症状及病期实施综合治疗。具体在 **4** 康复治疗的概要中阐述。

表 3-6-2　帕金森病相关药物的作用及副作用

类别	药物名称	成分	作用	副作用
L-多巴	L-多巴单剂		补充多巴胺	恶心、呕吐等消化系统副作用（单剂＞合剂），心率不齐、心悸等循环系统副作用（单剂＞合剂），眼压上升，长期服用可导致运动障碍、精神症状
	L-多巴·DCI DCI（外周多巴脱羧酶抑制剂）	L-多巴＋多巴丝肼	补充多巴胺	
		L-多巴＋卡比多巴		
多巴胺受体激动剂	甲磺酸溴隐亭（Bromocriptine mesylate）	麦角碱类	刺激多巴胺 D_2 受体	恶心、呕吐等消化系统副作用，体位性低血压、幻觉、妄想，心脏瓣膜症
	卡麦角林（Cabergoline）			
	甲磺酸硫丙麦角林（Pergolide mesylate）		刺激多巴胺 D_1、D_2 受体	
	他利克索（Talipexole）	非麦角碱类	刺激多巴胺 D_2 受体	恶心、呕吐等消化系统副作用，幻觉、妄想，嗜睡、睡眠障碍，开车需注意
	Lopinirole			
	普拉克索（Pramipexole）			
单胺氧化酶 B 抑制剂	司来吉兰（Selegiline）		抑制多巴胺分解、抑制多巴胺再摄入	恶心、呕吐等消化系统副作用，长期服用可导致运动障碍
COMT 抑制剂	恩他卡朋（Entacapone）		阻断多巴胺代谢通路末梢的 L-多巴	运动障碍、便秘、有色尿液、幻觉、恶心、困倦、贫血等
多巴胺增强剂	金刚烷胺（Amantadine）		促进多巴胺释放	眩晕、头晕、恶心、嗳气、呕吐、食欲不振、焦虑、幻觉、妄想、网状皮斑
抗胆碱药	苯海索（Trihexyphenidyl）		抑制多巴胺减少导致乙酰胆碱的优势	口渴、便秘、排尿障碍、食欲不振、心动过速、心悸、舌的运动障碍、精神症状
	比哌立登（Biperiden）			
	Peroheptin			
	普罗吩胺（Profenamine）			
	Mazachicol			
	美噻吨（Methixene）			
屈昔多巴（Droxidopa）	L-DOPS		补充脑内不足的去甲肾上腺素的前驱物质	血压上升、头痛、心悸、恶心
抗癫痫药	唑尼沙胺（Zonisamide）		抑制多巴胺分解，促进多巴胺合成	困倦、食欲不振、恶心、幻觉

尽管进行了各种治疗后产生了一定疗效，但这些治疗不是改善多巴胺能神经元变性、脱落的根本方法，而是对症治疗。在了解各类治疗方法的优势、劣势的基础上，还需要长期拓宽视野，以寻求更好的治疗方法。

3　本疾病引起的功能障碍

帕金森病是一种进行性疾病，症状会慢慢地加重。症状分为运动症状和非运动症状，运动症状是指肌强直、震颤、运动迟缓、姿势反射障碍，这是帕金森病的四大特征。运动症状的机制尚有部分未能明确，只有多个假说。从临床层面上看，要在了解多巴胺不足所导致的运动障碍机制[1]后再进行帕金森病的评价和治疗。非运动症状为自主神经障碍（便秘、尿频、多汗、体位性低血压、面部出油）、精神障碍（抑郁症）、认知功能障碍（痴呆）等。大多患者运动症状和非运动症状均出现。初期大多由震颤开始，逐渐发展为想要运动变得困难，在日常生活上也需要辅助。活动困难会加重非运动症状，使患者活动性变差，引发废用综合征（继发障碍）。在废用综合征的影响下，活动性变得更差，从而引发恶性循环。

> 　***1　多巴胺不足引起运动障碍的机制**
>
> 　　中脑的黑质致密部多巴胺不足，致使向被盖的 D_1 受体、D_2 受体输入的多巴胺下降，最终导致苍白球内节和黑质网状部活动性增高。因此，向大脑皮质（运动前区、辅助运动区、运动区）输入的丘脑，与快速眼球运动相关的上丘脑，与步行、姿势肌紧张相关的脚桥核受到抑制，出现运动障碍症状（图3-6-3）。

以下是详细的运动障碍症状。

3.1 肌强直

肌强直是由于 α 运动神经元兴奋亢进导致持续的伸展反射亢进的一种状态，四肢的关节被动运动时，出现断续的卡住样的抵抗感（齿轮样强直）。此外，还能感受到连续的抵抗感（铅管样强直）。

3.2 震颤

帕金森病初发症状大多为静止性震颤（4~6Hz），特征是由单侧上肢（或下肢）

开始，接着是同侧的下肢（或上肢），之后是对侧的上肢（或下肢），最后是对侧的下肢（或上肢），整体呈 N 字发展或逆 N 字发展。帕金森病特有的震颤仅在安静时出现，运动时、睡觉时消失，这是帕金森病特有的症状。此外，拇指与四指呈搓丸样动作来回反复（搓丸样震颤）。这些症状易受心理因素的影响，越紧张症状越强。

3.3 运动迟缓

症状为动作开始较迟，完成动作较缓慢。一方面要注意肌强直等带来的影响，另外要考虑到随意肌的输出障碍也是一个影响因素，与日常生活相关的基本动作会发生迟缓。具体来说，虽然患者在步行时有想要迈步的意思，但会出现下肢迈步减少或消失的冻结足，步长表现为 1~2cm 或数毫米的慌张步态。冻结足、慌张步态的特征是在狭小的空间变换方向时出现。这些症状可以通过外在的提示得到改善 *2，这被称为矛盾性运动。其他特征还有面无表情地盯着某一点的面具脸；写字时越写越小的小字症；说话方式没有抑扬顿挫，声音很小的小声症；思考趋于缓慢化。

*2　根据外在特征表现可以改善动作的原因

随意运动分为通过从大脑边缘系统开始的大脑基底核、辅助运动区、一次运动区的路径产生运动的内发型随意运动，以及从感觉信息开始的小脑、运动前区、一次运动区的路径发生运动的外发型随意运动。帕金森病则由于大脑基底核损伤导致，故表现为内发型随意运动。而且根据外在症状（听觉、视觉、本体感觉），从感觉信息通路发生运动的外发型随意运动作用，可能会产生运动。

3.4 姿势反射障碍

帕金森病常发生立直反射、平衡反射等姿势反射的障碍，以及静态、动态的姿势控制障碍。静态的姿势控制是指躯干前倾，髋关节、膝关节轻度屈曲，多呈前倾、前屈的姿势。动态的姿势控制是指在站立位时，向后方推动患者时，患者会发生像直棒一样向后方突进的现象。后方突进现象是判断帕金森病分期，即 Hoehn-Yahr 分级的重要判断标准。此外，前倾、前屈姿势常引起脊柱侧凸，前后左右姿势力线的异常会使保持基底面重心的能力变得更差。

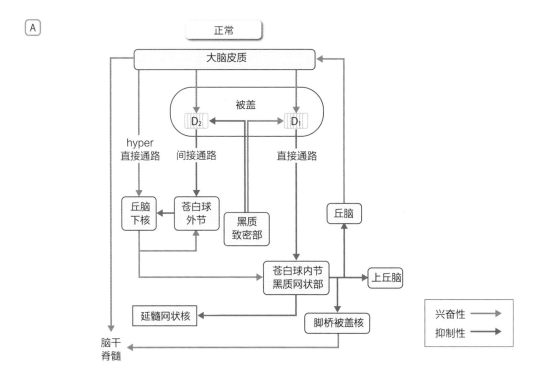

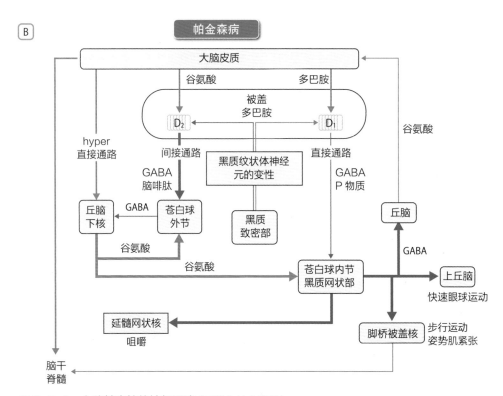

图 3-6-3　**大脑基底核的神经通路**（正常与帕金森病）

4　康复治疗的概要

帕金森病的康复治疗由物理治疗师、作业治疗师、言语治疗师进行。有研究发现物理治疗、作业治疗、言语治疗不只是改善疾患本身。但大多数帕金森病患者会由于运动困难导致日常生活的活动量下降，发生废用综合征（继发障碍）。康复治疗可在预防废用综合征发生的同时，激发残存的功能，延缓病情的进展，使患者尽可能恢复正常生活。

物理治疗的基本方针是保证患者每日正常的活动并维持高水平的运动功能，在生活中尽可能使用残存功能，要点是要进行自主练习、体操等维持、增加活动量。需要注意的是，不是单纯地增加活动量，而是要结合患者的症状和重症程度制订适合的康复训练内容。此外，随着症状变化，重点预防、改善跌倒风险、长期卧床的患者发生压疮、挛缩、误吸性肺炎等各种合并症风险。可用 Hoehn-Yahr 重症度分级表（表 3-6-3）及生活功能障碍度来全面评估和统一帕金森病等级（Unified Parkinson's Disease Rating Scale，UPDRS）。要用长远的眼光看待帕金森病患者现阶段的症状程度以及今后病情发展的可能性。

表 3-6-3　Hoehn-Yahr 重症度分级表

1 级	单侧肢体障碍，仅出现静止性震颤、僵直，为轻症
2 级	双侧肢体障碍，四肢、躯干出现静止性震颤和僵直，可见姿势异常与动作迟缓，日常生活感到不便
3 级	动作迟缓及步行障碍显著，姿势反射障碍、变换方向不稳定、突进现象等引起跌倒，日常生活感到艰辛，但勉强可独立生活，工作稍受限
4 级	高度的动作迟缓及姿势反射障碍，站起、步行障碍重度易引发跌倒，需要辅助，大部分日常生活需要辅助，失去劳动能力
5 级	独自无法活动，卧床，需要轮椅辅助生活

因此，在康复治疗中，我们要考虑如何在预防风险的同时维持和改善活动量，对帕金森病患者发生的原发障碍进行安全的动作指导，高效利用残存功能及代偿功能。还需与环境改造相联系，把预防、改善废用综合征作为目标，在各个病期都要重视运动治疗。以下介绍基于 Hoehn-Yahr 重症度分级表的各病期的康复治疗概要。

4.1 初期（Hoehn-Yahr 1~2 级）

这个时期帕金森病刚出现症状，但症状较轻，日常生活可以独立。通过药物治疗可保持身体的活动能力。康复治疗要增加日常的活动量，尤其是增加今后可能受限的活动度并加以预测，以促进躯干回旋和髋关节伸展运动。日常生活中，有必要通过家务等维持活动量。此外，需要患者正确理解帕金森病并做帕金森病体操等，加强自我管理。

4.2 中期（Hoehn-Yahr 3~4 级）

这个阶段立直反射障碍开始出现，日常生活慢慢需要辅助。此外，长期使用药物会产生耐药性，药效逐渐减弱或每日发生波动，患者心理状态也会受到影响。因此，这个时期跌倒频率会增高，预防跌倒是重要的课题。一旦跌倒，患者会有恐惧感，造成活动性低下并出现废用综合征，独立生活有一定的危险性，是环境和身体功能两个层面的康复手法介入的必要时期。在环境层面，提倡在患者日常生活中使用多种视觉提示，如在可能跌倒的转角、狭窄处贴上提示贴，从而减少他人辅助和风险，确保更加安全的日常生活。在身体功能方面，要进行以预防废用综合征、躯干回旋及髋关节伸展运动为中心的关节活动度训练，进行借用外物的步行练习[3]和倒着走等步行练习，纠正脊柱力线，开展迈步训练、四点爬行的平衡功能训练以维持和改善平衡功能。此外，还要增加坐起、站起等基本动作训练，实施 ADL 指导。

指导和规范日常生活中正确的生活动作，减少长时间卧床，尽可能让家庭成员明确和实行辅助工作，进行与生活内容相关的活动以保证患者心理状态的稳定。坚持让患者做帕金森病体操等自主练习并确认自主练习的情况，根据病情结合患者做体操的情况进行彻底的康复指导。

　*3　应怎样选择适合的外部提示

外部提示主要分为听觉、视觉、躯体感觉，用于改善外发型随意运动，优劣各有千秋。听觉提示可有效建立步行节奏、改善步行速度，但会增加冻结足。视觉提示可在步行开始时有效改善步长即冻结足的情况，但有报告显示会减慢步行速度。此外，听觉提示和视觉提示的间隔有很多相关研究但尚未明确。另一方面，从生活层面上考虑，患者的家庭、病房更容易使用视觉提示。故训练时，需要在照顾到生活层面并明确目的基础上，判断使用何种外部提示。明确目的后，使用外部提示进行实际评价，以选择最适合的外部提示并达到更好的效果。

4.3 后期（Hoehn-Yahr 5 级）

这个时期主要是依靠轮椅生活或者是长期卧床的状态，重点是预防废用综合征、压疮、挛缩、误吸性肺炎等各类并发症（需进行体位保持、口腔护理、活动度训练）。肺炎导致帕金森病患者死亡的概率很高，因此它的预防十分重要。以颈部、躯干、髋关节为中心的活动度训练也很重要，有必要尽可能地促进患者离床从而预防长期卧床不起的状态。此外，病情发展到发音困难的时期时，误吸性肺炎风险很高，重点需要积极地进行发声和对话练习，预防吞咽功能废用。如果长期卧床，要经常进行姿势变化以预防压疮和误吸性肺炎的发生，让患者尽可能轻松地在床上生活。因此，这个时期的重点是及时预防长期卧床引发的各类风险。

康复治疗计划要结合患者的状态制定，一方面联合药物治疗及其他治疗方法，在患者方便活动的时间充分地进行运动，提供更加高效的运动治疗。另一方面，当患者出现退变现象（wearing off）和药物无效时，由于药物难以起效引发的一系列风险变高，对于身体移动比较困难的患者，进行动作指导和明确周围环境相关事宜变得尤为重要。另外，身体功能改善的同时包括自主训练的日常生活指导也很重要。因此，对于患者来说，以让他们活得更有尊严，QOL 提高为目的进行训练即可。

＊　　　＊　　　＊

病例　帕金森病

患者情况
年龄：70 多岁，性别：男（170cm，65kg）。
诊断：帕金森病（Hoehn-Yahr 3 级）。
既往史：骨质疏松（3 年前开始）。
主诉：不再跌倒，并且想要能够好好地走路。
家庭背景：与妻子（70 多岁）两个人生活，妻子没有护理能力，大女儿嫁到外地，因此护理困难。

现病史
50 多岁开始出现右上肢震颤，逐渐累及右下肢，2 年后开始波及左上肢、左下肢，就医诊断为帕金森病。同日，开始服用 L- 多巴进行药物治疗，症状减轻。将近 70 岁时，步行时出现无法迈步的现象，但能独立生活。开始药物治疗 14 年后，L- 多巴的药效开始变差，跌倒增加，故来本院就医，开始增加了多巴胺受体激动剂的药物，调整药物的同时开始物理治疗。由于有后方突进现象，根据重症度分级诊断为 Hoehn-Yahr 3 级。

治疗药物
L- 多巴、多巴胺受体激动剂（甲磺酸硫丙麦角林）

1　姿势和动作的观察、分析和讨论

1.1 仰卧位

1 仰卧位 观察 （图 3-6-4）

可见颈部向左旋、左侧屈、前凸，胸腰椎向右旋、右侧屈、轻度后凸，骨盆右上提、后倾，双侧髋关节外旋，双侧膝关节轻度屈曲。

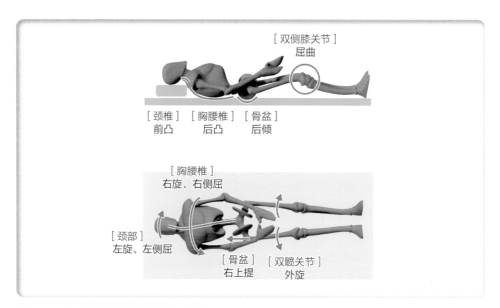

图 3-6-4　仰卧位的观察（帕金森病）

2 仰卧位 分析

考虑是挛缩和姿势反射障碍带来腹部躯干肌群及双侧的胸大肌肌紧张，脊柱、骨盆的连锁运动引起脊柱后凸，发生骨盆后倾，骨盆与髋关节的连锁运动引发双侧髋关节外旋。帕金森病大多易发生脊柱侧凸，本病例中，脊柱已经发生后凸，根据耦合运动发生向右旋的右侧凸。躯干若成右侧屈、右旋的状态，会引起头部在床上也呈右侧屈、右旋的状态，如想将头部放正面向天花板，颈部会发生向左侧屈、左旋的代偿。胸腰椎向后凸，故头部若在枕头上，会发生颈椎的过度伸展。在床上，双侧膝关节屈曲，则考虑骨盆的后倾与髋关节伸展的限制。

3 仰卧位 讨论

帕金森病的特征常见脊柱过度后凸，脊柱呈现侧凸的状态，坐位、站立位时后凸较显著，仰卧位时，后凸程度可大幅度减少。但是，长此以往，患者在仰卧位时也会发生后背疼痛的情况，此时需要在腰后放入垫子或枕头进行缓解。腹部肌肉过度的短缩也偶有发生，需在仰卧位下，拉伸包括腹部肌肉在内的躯干前部肌肉以减轻短缩，仰卧位是治疗的重点。

脊柱过度后凸时，大多数情况下颈部代偿致颈椎过度前凸，重症病例需要注意颈部过度伸展导致的误吸性肺炎相关风险，通过牵拉下颌部来预防颈部的过度伸展。此时需要垫高枕头，在颈部下面也放入枕头。

患者发生脊柱侧凸，仰卧位下进行治疗时，也需要注意环境设置。

从支撑基底面方面讨论来看，上部胸椎到颈椎、下肢的膝关节都浮于床上，故由于与床的接触部分少导致了姿势的不稳定。重症患者与床接触的部分（脊柱、尾骨、足跟）受压致压疮风险变高，需要计算和测量压力，定时改变体位摆放。不稳定会诱发异常肌紧张，所以需要评估患者仰卧位下，具体哪一块肌肉短缩。

通过活动度检查，发现本病例有躯干伸展受限、髋关节伸展受限，因此可认为是胸腰椎的后凸使骨盆后倾，髋关节不伸展导致膝关节屈曲。

躯干前部肌肉挛缩、姿势反射障碍导致胸椎后凸，形成了前倾、前屈姿势，长时间持续这个姿势可能会导致挛缩（继发障碍）发生。反之，颈后部肌肉发生短缩，预测会发生颈前部肌肉的过伸。躯干的侧屈可同样引起右侧屈、右旋的发生，若躯干右侧肌肉发生短缩，则左侧肌肉会过伸。相反，如果颈部左侧肌肉发生短缩，右侧的肌肉就会过伸。双侧髋关节若内旋受限，则考虑外旋六块肌肉的短缩。

1.2 翻身

1 向左侧翻身 观察 （图 3-6-5）

开始肢位为双侧髋关节外旋，骨盆后倾、右上提，胸腰椎轻度后凸、右侧屈、右旋，颈部左侧屈、左旋。动作开始要使右髋关节和膝关节屈曲，保持足底踩床的姿势。接着，右足底踩床的状态下伸展右髋关节。伴随右髋关节伸展，以床为中心骨盆向左旋。此时，躯干相对于骨盆变为轻度的右旋位，颈部相对于躯干为左旋位，胸椎与颈部相对于开始肢位呈圆筒样左旋。右肩胛骨也要相对于躯干稍微后退，并离床。右肩关节屈曲，肘关节也呈屈曲位，整个动作向翻身侧慢慢进行。最后，躯干相对于骨盆

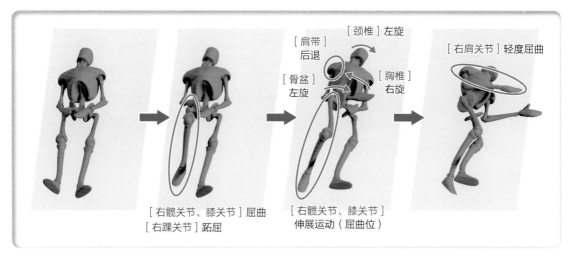

［颈椎］左旋

［肩带］后退

［骨盆］左旋

［胸椎］右旋

［右肩关节］轻度屈曲

［右髋关节、膝关节］屈曲
［右踝关节］跖屈

［右髋关节、膝关节］
伸展运动（屈曲位）

图 3-6-5　向左侧翻身的观察（帕金森病）

左旋，变为中间位置呈左侧卧位。左下肢从开始到结束都呈轻度屈曲位。

❷ 向左侧翻身 分析

开始肢位为胸腰椎相对于骨盆呈右侧凸、右旋，与翻身侧呈相反的方向旋转。由于骨盆和躯干向左侧旋转，因此右侧髋关节伸展使右足成为着力点，衍生出骨盆向左侧旋转的策略。还需考虑，在上肢完成够取动作的过程中，躯干由开始的左旋变成了侧卧位。

❸ 向右侧翻身 观察 （图 3-6-6）

开始肢位为双髋关节外旋，骨盆后倾、右上提，胸腰椎轻度后凸、右侧屈、右

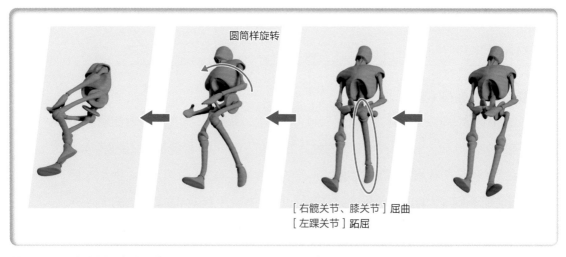

圆筒样旋转

［右髋关节、膝关节］屈曲
［左踝关节］跖屈

图 3-6-6　向右侧翻身的观察（帕金森病）

旋，颈部左侧屈、左旋。动作开始时，左髋关节及膝关节屈曲，保持足底踩床的姿势。之后，在足底踩床的状态下，伸展左髋关节、骨盆及躯干，颈部同时开始向对侧右旋，变成圆筒样右侧卧位。在上肢到位过程中，左肩关节屈曲及肘关节轻度屈曲。

4 向右侧翻身 分析

躯干旋转无力，故采用以左足部为着力点，左髋关节伸展使躯干旋转的策略。另外，在上肢完成够取动作的过程中，还应考虑到翻身的程度及髋关节的伸展力度。

5 翻身 讨论

翻身动作有冗余性 *4，观察如何转移重心十分重要。转移重心需分节段考虑躯干的动作，将高效转移重心变为可能，本病例躯干缺乏灵活性，需考虑其他策略。本病例中，通过下肢伸展（髋关节伸展），可从足部得到地面反作用力，从而获得旋转力矩。从初期的力线可看出患者向左侧翻身时，躯干缺乏微小的节段运动。再加上由于轻度的脊柱后凸使支持的基底面变窄，向反方向翻身反而变得容易。翻身侧的支撑基底面准备充分的患者，通常能够控制翻身动作。

> ***4　翻身动作的冗余性**
>
> 　　翻身动作是指在从仰卧位到侧卧位的姿势变换，它不像步行动作一样有着固定模式的动作，而是包含多种模式。例如，从上肢开始的模式，从下肢开始的模式，从骨盆、躯干或头部开始的模式，再加上肢、下肢、躯干、骨盆、头部的复杂组合衍生的多种模式等。关于翻身动作的评价、治疗，通常围绕头部的控制、脊柱活动度、肌力这几点进行。考虑到翻身动作的冗余性，选择何种模式进行翻身动作是重点需要我们抓住的。

向左侧、右侧翻身的共同点是为了转移重心（向上或翻身侧）而需要下肢踩地，通过地面反作用力获取旋转力矩。原因之一是躯干旋转活动度差，上肢完成够取动作过程中伴随的分节旋转难以获得旋转力矩。不同之处是由于躯干稍向右旋转，所以也得到了对右侧的支撑基底面，与向左翻身的动作相比较，向右翻身重心转移更加容易。事实上，本病例患者也说向右翻身的动作更轻松，因此躯干向翻身侧旋转的活动度十分重要。

着眼于患者的日常生活，坐起动作大多数局限于一个方向，包含坐起动作在内的翻身动作进行时，重点要了解患者向左侧还是向右侧翻身动作进行得多。若向右侧翻身的情况多，则需要让躯干多向右侧旋转，但要考虑到躯干向左旋转频率降低会造成继发障碍，需确认是否发生活动度受限。

1.3 坐起

1 从左侧坐起 观察 （图3-6-7）

基本动作在体位变为侧卧位前与翻身动作相同。之后，双侧髋关节屈曲，膝关节轻度屈曲运动使下肢从床上移出，为使躯干屈曲、右旋、右侧屈，用左肘关节支撑，肘关节伸展变为用手部支撑。为使躯干能够摆在中立位，多次用手支撑床面移动肢体直至坐好。

2 从左侧坐起 分析

从侧卧位开始，双侧髋关节屈曲，将下肢从床上移出，以髋关节为轴利用重力使下半身获得旋转力矩，从而使上半身坐起变得更加容易。此外，通常会边旋转上半身边屈曲，变为左肘关节支撑。但从侧卧位开始，由于躯干向右侧屈曲而使上半身旋转轴从髋关节移向头部，再加上左肩关节从外展位开始水平外展，提高躯干与上臂的刚度，肘关节受到的地面反作用力从髋关节开始拉长杠杆臂来抬高上半身，

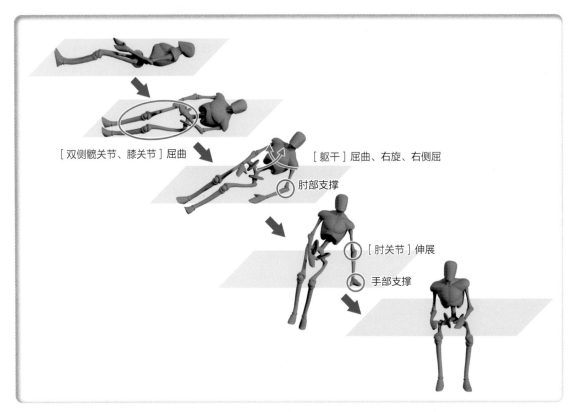

［双侧髋关节、膝关节］屈曲　　　　［躯干］屈曲、右旋、右侧屈

肘部支撑

［肘关节］伸展

手部支撑

图3-6-7　从左侧坐起的观察（帕金森病）

从而获得旋转力矩。此外，躯干的屈曲与右侧屈将上半身的重心与髋关节轴缩近，作为旋转轴的髋关节与上半身的中心距离缩小，从而更加容易抬高上半身。然后，以相同的方式，利用下肢的自重和肘关节的伸展完成从肘部支撑到手部支撑，这样上半身就有可能完成坐起动作。

3 从左侧坐起 讨论

躯干活动度差使坐起动作变得更加困难，本病例中，患者躯干能够屈曲，安静时脊柱右侧凸，因此，推测患者能够完成坐起动作。此外，下肢利用重力获得旋转力矩十分重要，要保证髋关节外展肌、屈肌及躯干肌有足够的肌力使下肢在空中能够稳定，躯干的协调性也很重要。本病例中，考虑到侧卧位时，患者下肢能够在空中保持稳定，故躯干稍微右侧屈就能够完成坐起动作。

但是，从左侧坐起动作需要日常反复训练，增强右侧屈，同时治疗师要放宽视野考虑到继发障碍，加入对侧坐起练习的训练。随着病情进展，使用围栏进行翻身动作及使用小工具进行坐起动作时，也需要仔细观察和分析。

1.4 坐位

1 坐位 观察 （图 3-6-8）

颈部向左旋转、左侧屈、前凸；胸腰椎向右旋转、右侧凸、后凸；骨盆右上提、后倾；双侧髋关节外旋；右肩胛骨下降；双侧肩肘关节轻度屈曲；手指可见搓丸样动作（随意运动时，右上下肢的震颤消失）。

2 坐位 分析

随意运动消失时，发生上下肢的搓丸样震颤，考虑为帕金森病特有的症状——静止性震颤。脊柱后凸引起骨盆后倾，骨盆及髋关节的连锁反应导致双侧髋关节外旋。此外，脊柱的后凸波及到颈部时，头部就会向下看，为了向前看，颈部会过度前凸进行代偿。骨盆右上提，右肩胛骨下降，则考虑为保持重心在基底面内而发生颈部的左侧屈、向左旋转。

3 坐位 讨论

坐位与仰卧位特征大致相同，区别在于坐位不只像仰卧位那样躯干轻度屈曲，坐位下躯干屈曲角度更大，可见抗重力姿势控制差。日常生活中，这种姿势被预测可持续保持，被认为是躯干、髋关节活动度受限的原因之一。此外，出现搓丸样震颤在日常生活中可能不是很大的问题，但需根据障碍及震颤程度调整患者的治疗

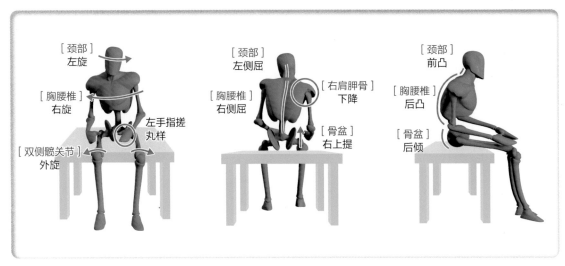

图 3-6-8　**坐位的观察**（帕金森病）

药物。

　　大多患者可见重心偏后，向前方移动重心困难，故从厕所站起、转移动作时，需进行辅助。随着病情进展，药效减弱的患者，脊柱后凸加重，不能保持躯干稳定，将脸贴在桌子上难以移动，需在调整轮椅背的角度、使用软气垫等方面下功夫。跌倒风险也需要注意。

　　本病例中，脊柱侧凸可能会引起躯干前面肌的短缩造成继发障碍，包括轮椅坐位呈现出的方式在内，多数时间呈现坐位，需观察具体到哪个部位会发生肌肉短缩引起继发障碍。

1.5 站起

1 站起 观察 （图 3-6-9）

　　开始肢位为颈部前凸，脊柱后凸、右侧屈、右旋，骨盆后倾，双侧髋关节屈曲、稍外旋。双侧肩关节则轻度屈曲、内收、内旋，肘关节屈曲。左手指震颤，出现搓丸样震颤。

　　首先，运动开始时，从头部开始到脊柱呈前屈样，髋关节屈曲使骨盆前倾。此时，躯干的前倾、前屈角度稍微扩大。接着臀部离开，膝关节向前方稍稍移动，踝关节产生最大的背伸。之后，躯干伸展，髋关节及膝关节伸展，并协调出现踝关节跖屈。然而，膝关节及髋关节轻度屈曲位时，躯干则是轻度前倾、前屈姿势，脊柱轻度右侧屈、右旋直接变为终末肢位。双侧踝关节轻度背伸位，双侧肘关节也伸展

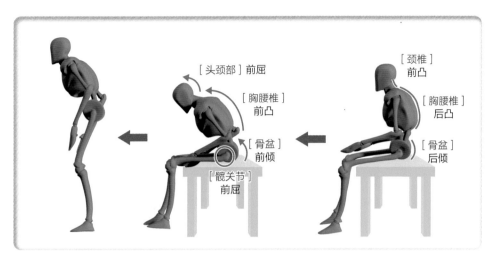

图 3-6-9　**站起的观察**（帕金森病）

而变为轻度屈曲位。

❷ 站起 分析

为使臀部抬离，骨盆需前倾，将重心转移到足部的支撑基底面内，但脊柱后凸致骨盆前倾困难。此时，躯干的前倾、前屈加重从而让骨盆前倾，完成向足底的重心转移。因此，臀部抬离是可能的，之后也可能完成依靠髋关节、膝关节伸展运动的站起动作。

❸ 站起 讨论

躯干伸展不充分致骨盆后倾，过度的躯干前倾、前屈使骨盆前倾变为可能。让躯干过度前屈需要较大的髋关节伸展力矩，可见站起动作对于臀部的伸展力矩要求很高。随着病情的进展，很多患者表现出重心向前方转移变得困难，此时需要在前方放置支撑物来辅助完成站起动作和牵拉动作。

1.6 站立位

❶ 站立位 观察 （图 3-6-10）

可见颈部向左旋转、左侧屈、前凸，腰椎后凸，胸椎相对于骨盆右旋、右侧屈，骨盆轻度右上提、轻度后倾，髋关节及膝关节轻度屈曲，踝关节背伸。

❷ 站立位 分析

胸腰椎后凸致骨盆后倾，考虑骨盆与髋关节的运动连锁引起双髋关节外旋。此外，髋关节的屈曲与胸腰椎后凸引起躯干前倾，故为了防止躯干前倾发生膝关节屈曲的代偿，因此不得不使踝关节呈背伸位。另外，从冠状面来看，胸椎的右侧屈、

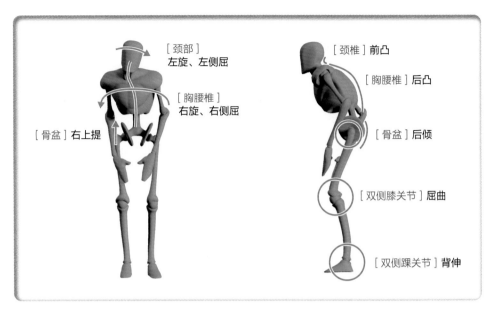

图 3-6-10　**站立位的观察**（帕金森病）

右旋带来骨盆右上提，为使颈部直向上伸，考虑发生胸椎左侧屈、左旋的代偿。

3 站立位 讨论

脊柱在站立位状态下比在仰卧位、坐位下更难保持中立位，大多呈现前倾、前屈姿势，膝关节不只是一点点的伸展受限，常呈过度的屈曲位，因此考虑髋关节伸展受限来代偿，让重心保持在支撑基底面内。

另外，帕金森病 Hoehn-Yahr 3 级有着明显的姿势控制困难，需注意跌倒风险。本病例在 pull test（站立位下，检查者在被检查者后方快速拉动检查者的双肩，来观察姿势反应的一种检查）时出现后方突进现象，考虑站立位下的姿势控制困难，易发生跌倒风险。

本病例中，活动度限制可见双髋关节伸展、内旋，躯干的伸展、侧屈、旋转受限，下肢及躯干的关节活动度受限问题进一步加重患者的姿势控制困难程度，考虑高跌倒风险。

2　步态的观察、分析和讨论

在整个步行周期，躯干处于前倾、前屈姿势，躯干、骨盆不旋转，双侧肩关节轻度屈曲、内收、内旋，肘关节处于轻度屈曲位，上肢摆动不充分。步行速度慢，步长短。步行开始时可见冻结足现象，需要观察和分析冻结足后的步态，以左下肢为观察肢（图 3-6-11）。

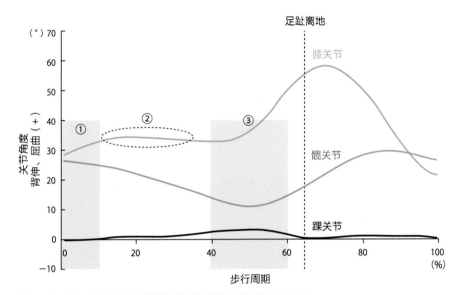

图 3-6-11　步行过程中下肢关节角度的变化（帕金森病）
观察步行周期，可见髋关节及膝关节过度屈曲。此外，踝关节缺乏角度变化，摆动相前期时踝关节稍跖屈，考虑不能充分踩地

■ 首次触地（IC）观察 （图 3-6-12）

颈椎过度前凸；躯干轻度右旋、右侧屈；胸腰椎过度后凸；骨盆处于后倾位（前倾、前屈姿势）。未见骨盆旋转，保持中间位；左髋关节过度屈曲；左膝关节过度屈曲；左踝关节背伸呈中间位置，足跟触地；左足趾处于中间位。

右髋关节伸展不充分处于屈曲状态；可见右膝关节过度屈曲，右踝关节背伸，右足趾轻度伸展。

■ 承重反应期（LR）观察 （图 3-6-13）

躯干前倾、屈曲；骨盆、髋关节、双侧上肢力线无太大变化；左髋关节及左膝关节的屈曲角度增加。左踝关节略跖屈，也能够观察到踝关节的滚动功能。

右髋关节、右膝关节屈曲，右踝关节发生背伸从而离地。双侧足趾轻度屈曲。

■ 支撑相中期（MSt）观察 （图 3-6-14）

躯干、骨盆及双侧上肢力线未见变化。可见左髋关节有轻度伸展运动，呈过度

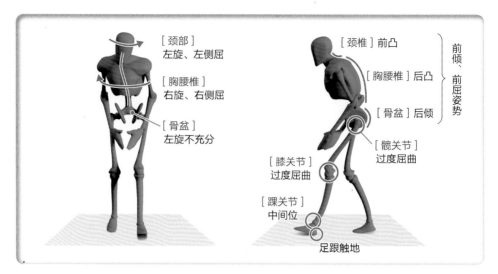

图 3-6-12　首次触地期（IC）的观察（帕金森病）

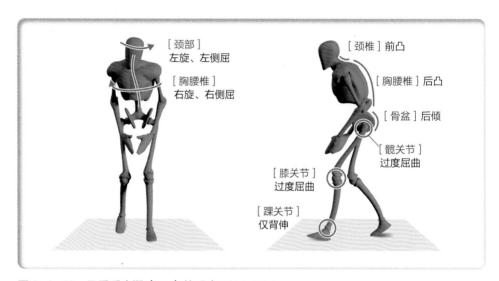

图 3-6-13　承重反应期（LR）的观察（帕金森病）

屈曲位。左膝关节保持过度屈曲位，左踝关节发生背伸，可见踝关节滚动功能。此外，患者支撑相中期的时间比正常人群长。

右髋关节及右膝关节过度屈曲，右踝关节发生背伸。

4 支撑相末期（TSt）观察（图 3-6-15）

躯干、骨盆及双侧上肢力线无变化。可见左髋关节轻度伸展呈屈曲位；左膝关节过度屈曲；左踝关节发生跖屈处于中间位；左足趾伸展，可见前足滚动。

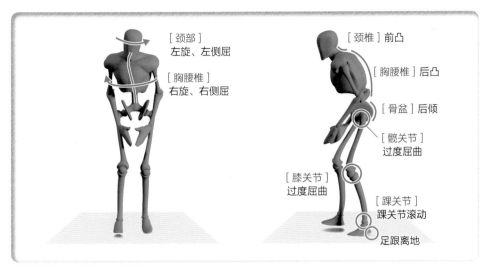

图 3-6-14　**支撑相中期（MSt）的观察**（帕金森病）

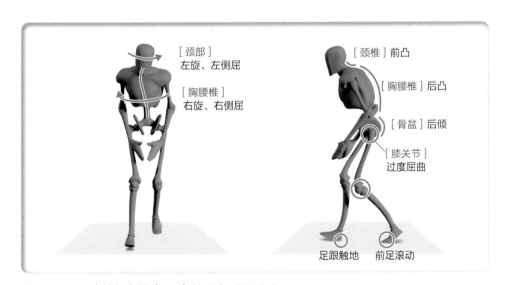

图 3-6-15　**支撑相末期（TSt）的观察**（帕金森病）

右髋关节过度屈曲，右膝关节处于轻度屈曲位，右踝关节呈中间位，足跟触地。

5 摆动相前期（PSw） 观察 （图 3-6-16）

躯干、骨盆及双侧上肢力线无变化。左髋关节、左膝关节共同发生过度屈曲，左踝关节呈背伸位。左足趾伸展后，马上屈曲回到中间位。

右髋关节屈曲，右膝关节过度屈曲。右踝关节从背伸到跖屈，可见足跟滚动。

6 摆动相初期（ISw） 观察 （图 3-6-17）

躯干、骨盆及双侧上肢力线无变化。左髋关节及左膝关节过度屈曲，左踝关节

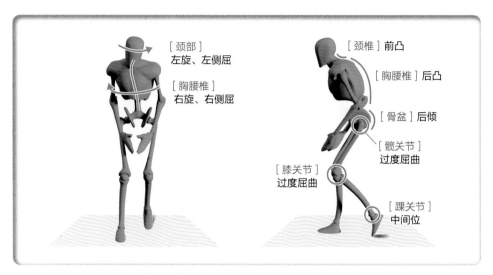

图 3-6-16　**摆动相前期（PSw）的观察**（帕金森病）

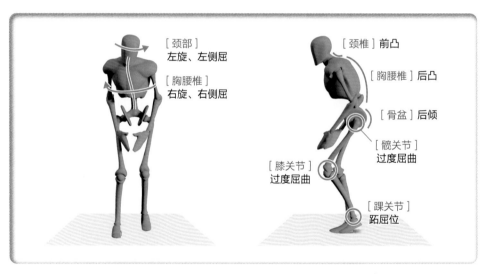

图 3-6-17　**摆动相初期（ISw）的观察**（帕金森病）

发生跖屈。左足趾处于中间位。

右髋关节发生轻度伸展，处于屈曲位；右膝关节处于轻度屈曲位；右踝关节呈轻度背伸；右足趾处于轻度屈曲位。

7 摆动相中期（MSw） 观察 （图 3-6-18）

躯干、骨盆及双侧上肢力线无变化。左髋关节屈曲加重；左膝关节慢慢伸展处于屈曲位；左踝关节处于中间位；左足趾呈轻度屈曲。

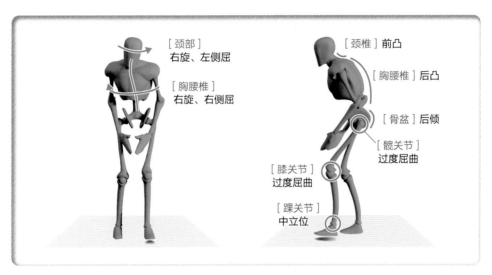

图 3-6-18　**摆动相中期（MSw）的观察**（帕金森病）

右髋关节伸展，处于屈曲位；右膝关节保持屈曲位；右踝关节呈背伸位。

8 摆动相末期（TSw）观察（图 3-6-19）

这个时相非常短。躯干、骨盆及双侧上肢力线未见变化。左髋关节处于屈曲位；左膝关节伸展，处于轻度屈曲位；左踝关节中立位，足跟触地以迎接支撑前期；左足趾处于中立位。

右髋关节轻度伸展，处于屈曲位；右膝关节轻度屈曲；右踝关节轻度背伸；右足趾呈屈曲位。

9 步态 分析

步行开始时，帕金森病的运动症状冻结足出现，数秒后，步行才真正开始。

支撑相前期未见骨盆右旋，左髋关节及左膝关节处于过度屈曲位使步幅变短，踝关节中立位，足跟触地，但足底处于接近触地的状态。这个状态在支撑相前期使踝关节跖屈不充分，考虑是足跟滚动功能吸收了冲击力及向前方的重心移动能力差所导致（图 3-6-20）。并且，踝关节对冲击力吸收不足，为了弥补这个不足，膝关节过度屈曲以便吸收冲击力（图 3-6-11 中①，图 3-6-21）。

膝关节过度屈曲，是继发的踝关节过度背伸与髋关节过度屈曲的诱因。踝关节的过度背伸，原本是在支撑相中期踝关节从跖屈位到背伸位的踝关节背伸滚动运动，由于从中立位开始到背伸之间发生的踝关节滚动功能不足，可预测此时重心向前方的移动能力差。此外，髋关节过度屈曲再加上左膝关节伸展不充分，导致双侧膝关

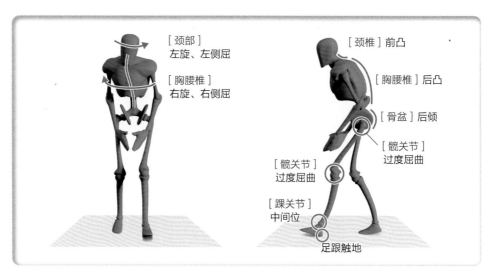

[颈部]
左旋、左侧屈

[胸腰椎]
右旋、右侧屈

[颈椎]前凸

[胸腰椎]后凸

[骨盆]后倾

[髋关节]
过度屈曲

[髋关节]
过度屈曲

[踝关节]
中间位

足跟触地

图 3-6-19　摆动相末期（TSw）的观察（帕金森病）

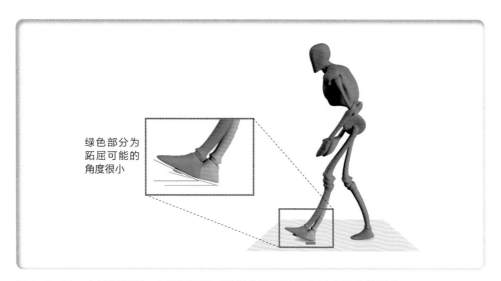

绿色部分为
跖屈可能的
角度很小

图 3-6-20　支撑相前期、支撑相初期时髋关节以及膝关节过度屈曲的影响

如图绿色部分所示，髋关节及膝关节屈曲后：①步幅变短（━为差距）；②尽管踝关节处于正常的中立位，足跟触地到足底触地过程中，踝关节想要充分跖屈非常困难（绿色所示为跖屈可能的角度很小），足跟滚动功能差，即与向前方推进的推进力差相关

节作用的消失（图 3-6-11 中②）及重心向上方移动能力变差，从而很难保证右下肢间隙，同时也使向前方移动重心变得困难。此外，左膝关节伸展不充分导致腓肠肌收缩不充分，使足跟离地所需要的踝关节稳定性下降。这种情况下，支撑相中期重心向前方移动的功能降低。因此，本病例的支撑相中期比正常步行中的支撑相中期占据的时间更长。

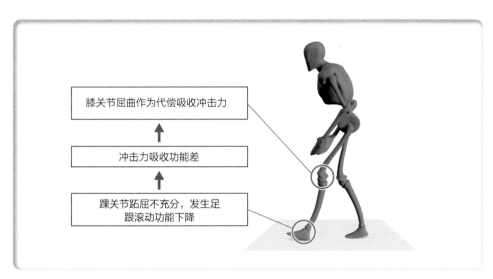

膝关节屈曲作为代偿吸收冲击力

↑

冲击力吸收功能差

↑

踝关节跖屈不充分，发生足
跟滚动功能下降

图 3-6-21　支撑前期、支撑初期的冲击力吸收功能

支撑相末期时，发生前足部滚动，但左髋关节、左膝关节伸展不充分（图 3-6-11 中③），骨盆无法左旋。因此，考虑无法获得足够的地面反作用力，造成重心向前方移动困难，并导致右下肢的步幅缩小有关。左膝关节处于屈曲位导致腓肠肌离心性收缩差，不能满足摆动相前期足向前方迈步的条件。另一方面，右下肢很难保证间隙，而且步幅缩短使足更早触地，故右髋关节及右膝关节呈屈曲位触地。右膝关节伸展不充分很难保证左下肢的离地间隙，左下肢摆动相前期时，不能满足膝关节屈曲的基本必要条件，发生代偿，因此髋关节及膝关节过度屈曲是为了保证离地间隙。这样的左髋关节及左膝关节过度屈曲会一直持续到摆动相初期。摆动相中期时，髋关节屈曲的加速度通常为反方向，下肢从而产生惯性，发生膝关节伸展。然而，由于左髋关节及左膝关节的屈曲角度过大，无法产生使膝关节充分伸展的惯性，而且，腘绳肌也限制了膝关节伸展，使膝关节处于伸展不充分的状态，因此，在膝关节屈曲位时，步行周期已变为支撑相前期。

躯干在步行周期全程呈前倾、前屈姿势，缺乏手的摆动及躯干的旋转运动，考虑仅在"车厢"中姿势保持是十分困难的，预测可能需要"火车头"运动进行代偿的活动。尤其是躯干的前倾、前屈姿势可能与髋关节伸展力矩的增加有关。此外，这个前倾、前屈姿势不仅与滚动功能相关，也是向前方推进的一个要素。另一方面，"火车头"运动的功能与躯干的前倾、前屈姿势不合适时，会发生突进现象等。

🔟 步态 讨论

　　本病例中，患者出现了冻结足，但未见突进现象。然而，受活动度受限、僵直、姿势反射障碍等影响，躯干仍呈前倾、前屈姿势，也少见重心上下、左右移动。这种情况考虑跌倒风险较高。需在变换方向及在狭窄的空间确认步行动作。

　　活动度检查可见躯干伸展、旋转受限，双髋关节、双侧膝关节伸展受限。然而，膝关节只伸展到 −5°，站立位、步行时，可见膝关节屈曲角度增加，使髋关节伸展受限，这可能是为使重心在基底面内发生的代偿。从徒手肌力评定结果来看，由于下肢均为 4~5 级，所以在步行过程中，肌力不存在太大问题，但由于僵直、姿势反射障碍使患者在步行时长时间保持同一姿势，而同一模式的动作反复进行、活动性下降可能会引起继发障碍，进一步使活动度受限而影响步行。当然，帕金森病本身的僵直、姿势反射障碍等症状肯定也有影响，但继发活动度受限会进一步助长这些症状。

　　本病例虽然出现了冻结足，但在步行开始时，躯干的伸展、旋转受限，双侧髋关节伸展受限是左下肢支撑相前期至支撑相末期左膝关节屈曲的诱因。另外，踝关节滚动功能差及重心向上方移动不充分，很难确保右下肢的离地间隙及步幅。为确保离地间隙和步幅，摆动相前期至摆动相末期时，右下肢髋关节与膝关节会发生过度屈曲以代偿，这种代偿在右下肢的整个步行周期中会导致踝关节的滚动功能下降以及重心向前方、上方移动困难，最终也无法保证左下肢的离地间隙与步幅。这样的躯干伸展、旋转受限，髋关节的伸展受限在步行中形成恶性循环。步态从支撑相前期至支撑相末期，地面反作用力的作用线与关节轴的杠杆比变长，髋关节及膝关节大幅度伸展力矩要经过很长时间。摆动相前期至摆动相末期为保证间隙，考虑需要过度的髋关节屈曲力矩，也要考虑到与易疲劳和步行速度的下降相关。

　　综上所述，本病例的步态是踝关节滚动功能下降，髋关节、膝关节的伸展力矩和髋关节的屈曲力矩增加，是非常低效的被迫步行。因此，要尽可能早地预防继发关节活动度受限。

3 动作的典型异常和检查评估

3.1 物理治疗评估结果

1 整体印象

缺乏表情；音量细小；无交流障碍；对于康复治疗持积极态度。

2 物理治疗评估

- Hoehn-Yahr 分级：3 级。
- MMT：上下肢、躯干 4~5 级。
- 关节活动度（ROM）：双髋关节内旋 30°；双髋关节伸展 5°；双侧膝关节伸展 5°；躯干伸展 5°；躯干左旋 5°；左侧屈 5°；右旋 15°；右侧屈 15°。记录均为被动活动角度。
- 肌紧张检查：躯干腹肌群、双侧胸大肌、双侧肘关节屈肌群、双侧腘绳肌、双侧髋关节内旋肌群、双侧小腿三头肌可见肌紧张，呈亢进状态。
- 简易精神状况检查（MMSE）：30/30。
- 姿势反射检查：迅速后拉患者双肩时，可见后方突进现象。
- 平衡检查（Berg Balance Scale，BBS）：39/56。
- 统一帕金森病评定量表（UPDRS）：第 1 部分 4 分，第 2 部分（on/off）11/15 分，第 3 部分 15 分，第 4 部分 6 分。
- 功能独立性评定量表（FIM）：114 分。
- 跌倒史：过去半年内 10 次以上。

3.2 常见动作的异常

本病例常见的动作异常有骨盆后倾，胸腰椎屈曲、右侧屈、右旋位，躯干的旋转运动少。翻身动作呈圆筒状，患者主诉较轻松的坐起方式是左侧，即躯干屈曲、右侧屈、右旋坐起。站起动作中，躯干的力线已经呈屈曲、右侧屈、右旋位，可见躯干僵硬。

首先进行躯干的活动度检查，能感受到铅管样抵抗，可见伸展、旋转、侧屈明显受限。关于伸展，仰卧位时，躯干的屈曲大幅度减少，按照仰卧位、坐位、站立位、步行的顺序，躯干的屈曲逐渐加重，可考虑为帕金森病特有的驼背。徒手肌力评定后，上下肢、躯干的 MMT 为 4~5 级，表示虽然有肌力，但由于疾病原因无法保持姿势从而发生姿势反射障碍。此外，侧屈也是帕金森病常见的特征。通过触诊检查受限因素，发现躯干前部肌肉和腰后部肌肉僵硬且明显短缩，躯干后部肌肉被伸展且黏弹性降低（图 3-6-22）。这不仅是帕金森病特有的肌僵直而导致的一次性肌肉短缩，还是姿势反射障碍和无动的症状相叠加的结果，具体到本病例，可能是长时间保持同样的姿势引起的肌肉继发短缩。

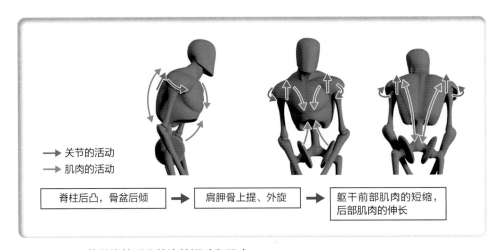

图 3-6-22　伴随脊柱后凸的连锁运动和肌肉

各个动作引起的躯干活动性低下考虑与活动困难和跌倒风险相关。实际姿势反射检查后，站立位时，迅速向后方拉动患者双肩，可见后方突进现象。此现象提示患者立直反射差，上述帕金森病表现符合 Hoehn-Yahr 分级表的 3 级。全面的评价使用统一帕金森病评定量表（UPDRS），运动功能所示第 3 部分为 15 分，较低。平衡检查（BBS）为 39/56 分，提示平衡功能下降，跌倒风险较高。

4 患者的必需能力是什么

4.1 保证活动度

帕金森病的肌肉僵直、运动迟缓、姿势反射障碍引起的姿势异常，会持续很长时间，因此可能会发生肌肉的二次短缩及活动度受限。继发障碍可通过物理治疗充分改善，积极地介入很有必要。尤其一定要考虑到跌倒风险，如躯干的伸展、回旋、髋关节的伸展活动度的相关问题，这是评价病情时非常重要的内容。

4.2 针对防跌倒能力、环境设定（姿势反射障碍的对策、冻结足的对策）

帕金森病患者跌倒率非常高，尤其出现姿势反射障碍的 Hoehn-Yahr 3 级及更严重的患者，更需要特别注意。跌倒致骨折、卧床状态可能引起废用综合征，会发生恶性循环。因此，治疗师要充分掌握患者在何时何地会存在何种跌倒风险，以及在药物起效和无效时跌倒风险有何种差别。另外，帕金森病特有的冻结足、小碎步步态及突进现象，也可能导致跌倒风险增高，有必要在康复的同时考虑环境设置。

4.3 活动量的维持

帕金森病患者常出现想要动却动不了及精神失落的情况，易陷入低活动的状态。低活动是废用综合征的原因，故需注意。物理治疗的治疗方针是保证每一天的活动量及维持高水平的运动功能。在尽可能使用患者的生活中的残存能力的同时，维持和增加活动量。

5 恢复患者必需能力的治疗计划

5.1 活动度的改善

针对原发障碍与继发障碍，需分别制订治疗计划。继发障碍的症状要比原发障碍的症状更重，所以预防和改善继发障碍十分重要。为此，改善颈后部肌肉、躯干前部肌肉、髋关节屈肌群的肌肉短缩，需要进行躯干的旋转、伸展活动度训练及髋关节伸展活动度训练。如果为保持脊柱的活动性，则可使用俯卧位。

5.2 预防跌倒（针对姿势反射障碍的对策和冻结足的对策）

各关节的活动度改善后，需针对髋关节伸展、屈曲，膝关节伸展的肌力进行增强训练，然后进行协调性锻炼（足尖踮起，躯干与髋关节、膝关节抗重力伸展活动）

与平衡训练（坐位、站立位、够取训练、踏步训练）。针对原发障碍，以促进外发型随意运动为目的的视觉、听觉刺激，在地面上设置地标划线等以便患者进行步行练习，同时可以利用心理排练技术进行步行练习。此外还应进行方向变换训练（尽量画大圈进行方向变换，可结合侧步走）等，并联系实际的生活场景进行练习。

5.3 活动量的维持

　　保证患者的活动量重点要考虑如何与日常生活相结合。具体来说，要指导患者进行自主练习、体操等，如某些地区的帕金森病教室，当地的帕金森患者可定期在教室里通过娱乐活动进行锻炼。此外，患者自己必须了解帕金森病，这样可以更好地认识到坚持运动的效果，进行自主训练和体操也能更自然地融入到生活中。康复治疗开始的同时也需要对患者进行帕金森体操的指导。

■ 参考文献

1）「図説パーキンソン病の理解とリハビリテーション」（山永裕明，野尻晋一／著），三輪書店，2010
2）長谷川一子：パーキンソン病に対する治療法．MB Med Reha，76：13-20，2007
3）「パーキンソン病に対する標準的理学療法介入」（松尾善美／編），文光堂，2014
4）三井良之，楠 進：Parkinson病．近畿大学医学雑誌，35：125-133，2010
5）塩月寛美：パーキンソン病について（原因／治療／病態）．MB Med Reha，135：1-9，2011
6）倉田智子，阿部康二：パーキンソン病の治療ガイドライン．岡山医学会雑誌，125：69-71，2013
7）中塚晶子，野元正弘：抗パーキンソン病薬の種類とその特徴．日本内科学会雑誌，92：1419-1425，2003
8）土井大輔，高橋 淳：パーキンソン病とiPS細胞技術．Frontiers in Parkinson Disease，7：22-26，2014
9）「理学療法ハンドブック改訂第3版 第1巻 理学療法の基礎と評価」（細田多穂，柳澤 健／編），p702，協同医書出版社，2008
10）菊本東陽：パーキンソン病に対する理学療法．MB Med Reha，76：37-43，2007
11）望月秀樹：パーキンソン病の治療と病態．臨床神経学，50：623-627，2010

■ 推荐阅读

1）「パーキンソン病に対する標準的理学療法介入」（松尾善美／編），文光堂，2014

⇒理論編と実践編に分かれており，基本的な知識から具体的な治療方法まで広く学べる．